JN223609

この道30年 専門家が教える 誠のスタッフ教育

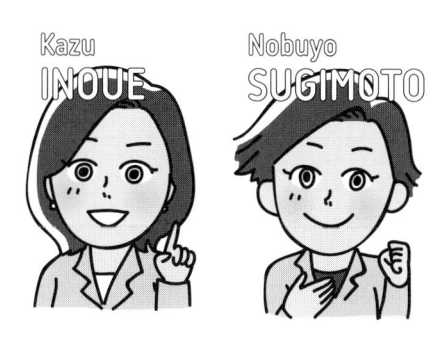

Kazu INOUE

Nobuyo SUGIMOTO

目次

prologue
そもそもスタッフ教育とは？

　月刊デンタルダイヤモンドにて、2019年にスタートした人気連載「この道30年　専門家が教える誠のスタッフ教育」が好評につき6年目を迎えています（2025年3月現在）。本連載は、40年以上の歯科衛生士歴を誇る井上 和さんと杉元信代さんに隔月で登場してもらい、歯科医院の院長向けにスタッフ教育のエッセンスを披露いただいています。

　お二人ともこれまでに多くの歯科医院でスタッフ教育に携わり、現場の声に耳を傾けてきた百戦錬磨のプロフェッショナルです。本書では、連載で語られたスタッフ教育の要諦に加えて、「私にもひとこと言わせて！」とお互いに相手の執筆内容についてコメントしてもらいました。

　また、多くの歯科医院が行いがちなスタッフ教育の落とし穴や改善すべきポイント、一方でみんなが知りたい、スタッフが活躍している理想的な歯科医院の秘訣など、院長の悩みを解消するためのエッセンスについても、書籍化特典の対談としてプロローグとエピローグで存分に語っていただきました。

　院長が独善的に突き進むあまり、気づけばスタッフが一斉退職！なんて恐ろしい事態に陥らないためにも、ぜひ本書を熟読してもらえればと思います。まずは、歯科医院におけるスタッフ教育って何だろうという「基本のき」から、足元を見つめ直していきましょう。それでは始まり〜始まり〜！

（編集部）

歯科衛生士・コーチ
井上 和

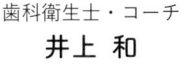

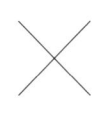

㈱ Himmel
歯科衛生士・心理カウンセラー
杉元信代

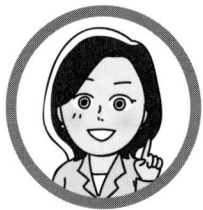

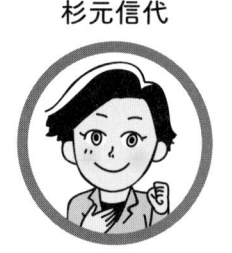

スタッフ教育は誰が主役？

井上 さて書籍化なわけですよ。スタッフ教育の具体的なポイントは、この本を読み進めてもらえばわかると思いますので、このプロローグではまずは心がまえといいますか、要点のお話から進めていきたいと思います。

杉元 そうですね。みんな勘違いというか、なんでわかっていないんだろうということが多いです。院長はやることが多くて毎日たいへんなのはわかるけど、現場のスタッフのマネジメントがとくにできていなかったりしますので、そこをこの本でカバーしてもらえればと思います。

井上 最初に言っておきたいのは、とにかくスタッフ教育では教える側が疲弊してしまうことが多いです。本来は、スタッフ教育とは教わる側が主体になるものでなければならないはず。まずはそれを声を大にして言いたい。

杉元 そのあたりは院長も勘違いしている部分があるのではないでしょうか。新人さんが入ってきたら、先輩スタッフに「じゃあよろしく」と一言のみ。4月に入ったのに「7月には患者さんを担当させる

から」みたいなざっくりとした計画だけ告げて教育を丸投げしていませんか。

井上 院長は教える先輩に「よろしくね」と言うのではなく、まずは新人に言わなければならないことがあるのです。

「あなたは歯科衛生士の資格があるので、当院では歯科衛生士業務を行ってもらいます。そのために、あなたには歯科衛生士の資格手当を含めた給料をお支払いします。もちろん、最初から歯科衛生士業務ができるとは考えていません。物の置き場所もわからないでしょうし、SRP だってちゃんとはやったことがないでしょう。学校で教わったこともたくさんあるだろうけれど、それをそのまま医院でできないこともわかっています。

　だからこそ、新人のあなたのほうから先輩の歯科衛生士や私たちに「教えてください」とお願いしなければなりません。その申し出に対しては、私たちもしっかりと時間を取って教えてあげるので、ぜひ自分から積極的に仕事を教わってください」と伝えなければなりません。

歯科医院は学校じゃない

杉元 それを端折ってしまう院長がいますね。それでよいと思うのは院長の勘違いですし、新人さんは新人さんで「教えてもらって当たり前」みたいに考えている人が多いじゃないですか。学校で先生から教わる延長上にいて、たとえば、SRP は先輩歯科衛生士から教わるものという感覚でいる。まずは最初に、「社会人の学習というのは、学ぶ人間が主体なのだ」ときちんと理解させなければなりませんね。

井上 それを先輩の歯科衛生士が告知したら、いきなり角が立つじゃないですか。ですから、まずは院長が新人たちに教え込むことが、スタッフ教育の入り口ですね。それを理解させてから、教育係の歯科衛

生士にバトンタッチします。

杉元　そのほうが現場は助かりますね。もう1つ、新人のなかには「やる気がない」「宿題をやってこない」「居残りで練習させたら、残業代が出ないと文句を言う」人もいるわけです。そもそも診療後に残って練習するのは仕事ではありません。できる人は残らなくてもよいわけです。仕事ができるようになるために残らないといけないわけで、それは仕事ではない。そのあたりを事前にうまく教えておかないといけませんね。

　たとえば、外部講師を呼んで、「木曜日の休診日にみんなで勉強しよう！」と院長がお金と時間をかけて学ぶ機会を用意してくれたにもかかわらず、「休みの日に勉強とか、ちょっとマジで意味わかんないです」というスタッフ。院長がみんなに勉強してもらいたいというスタッフへの期待を込めているわけです。そこをきちんと伝えておく必要がありますね。なぜみんなで勉強をするのかという目的が理解されていないと、もったいないと思いますね。

人材難に負けない医院づくり

井上　あまり厳しいことを言ったり、注意したりすると最近の子はすぐ泣きますよね。

杉元　泣いたらすむと思っていますからね。泣くと院長もうろたえるわけですよ。いま歯科衛生士の採用はものすごくたいへんですし、辞められては困ります。だいたい一人採用するのに人材募集の会社に80万円くらい払う。一人辞めるとそれを繰り返さなければなりません。当院に5年ぶりの新人スタッフが来ましたとなると、院長も周りのスタッフも大事に育てようと過剰にやさしくしすぎてしまって、新人も勘違いしてしまいます。それは、新人にとっても不幸です。「仕事と

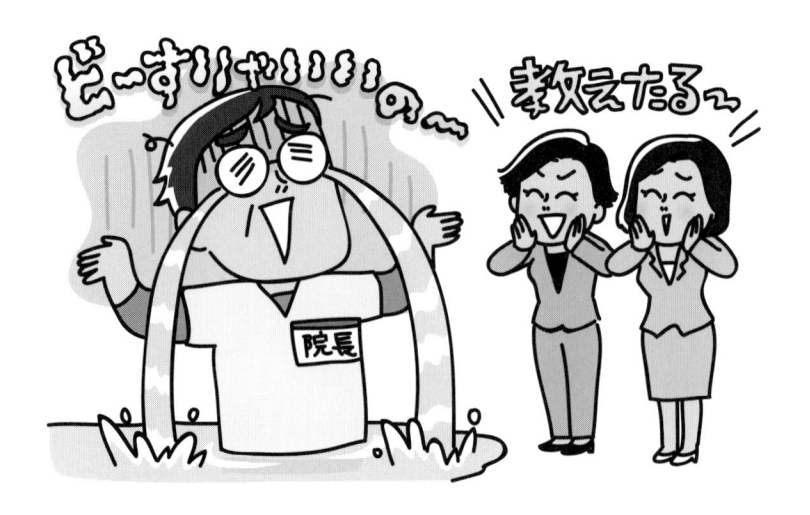

は何か」「自分は何をすべきか」を理解しないまま3年くらいお姫様扱いされ続けて、ある日突然後輩が入ってくるのです。それで先生から「よろしく」って頼まれるのは悲劇でしかありません。

井上 3年ごとに悲劇が繰り返されるわけですね。新人教育を頼まれてもどうやって仕事を教えたらよいのかわからないですし、学生気分が抜けない新人は終始指示待ちばかりでしょうから、双方にとってよくないですね。頼りにしていた先輩歯科衛生士も退職していくので、3年周期でどんどん人がいなくなって、スタッフ教育の経験がある人がゼロという医院が増えていく。

杉元 歯科衛生士3年目でチーフを任されても、実際は自分の仕事がようやくわかり始めて、今後身につけなければならない技術や知識がようやくわかり始めた段階だと思うのです。それなりに仕事も楽しいけど、わからないこともたくさんあるし、そこにある日突然、歯科衛生士のひよこがやってくるわけです。先月、辞めた先輩の患者の引き

継ぎもしなければならないうえに新人教育も任される。その結果「私、もうダメです。辞めます」。その繰り返しでは誰も幸せにならないと思うのです。

　スタッフが定着しないのは、患者さんにとってもよくありません。来院するたびに毎回スタッフの顔ぶれが変わっていたら、医院への信頼感も損なわれてしまいます。3年ぶりに来ても知っている顔がいて、「3年ぶりですね。どうしてたんですか」といった会話ができる歯科医院がやはりよいと思います。安心感もあるし、地域の人に愛される歯科医院ですよね。スタッフだってそういうところで働くと幸せだと思います。歯科衛生士として長期症例が作れるだけでなく、幸せな働き方を多くの歯科衛生士に味わってほしいですね。

うまくスタッフ教育ができている歯科医院

井上　そう考えると、スタッフ教育がうまい医院とは、どのような医院なのでしょうか。私が思うにそういう医院は、スタッフが10年以上、長く働いていますね。スタッフ教育にしても、新人教育だけではなく、2年目、3年目になってもずっと先輩が教えてくれるシステムになっています。ですから、スタッフ教育というと、新しく入ってきたスタッフをどのように教えていくかというイメージがありますが、うまくできている歯科医院では、2年目以降もキャリアパスに沿って、キャリアを重ねながら先輩からしっかりと教えてもらえるようになっています。気がついたらいつの間にか10年目を迎えていて、ベテランの歯科衛生士の仲間入りしているわけです。

杉元　それが理想ですよね。

井上　そのような医院では、教育システムが確立しているので、新人が入るたびに悩むことなく、決められたとおりにやるべきことを丁寧

に行っていきます。新卒用の教育プログラムや経験者用の教育プログラムがそれぞれあるから、それに沿って教育を進めていくだけです。新人のころに自分でも教育を受けているので、自分が教える番になれば、何も悩まずに当たり前のように教えることもできますね。

杉元　ほとんどの医院がそうではないから、みんな悩むわけですね。教育プログラムが継承されずに3年くらいでリセットされてしまいますので。

人に依存しすぎないシステムにしよう

杉元　歯科医院の業務について、特定の一人に依存してしまうことがあると思います。15年くらい勤務しているスタッフがいて、雑務をすべて行っていたとします。ところが、ある日突然そのスタッフが辞めたとしたら、途端に院長はじめスタッフみんなが、何がどこにあるのかすらわからなくなってしまいます。

　ですから、一人に依存するシステムはよくありません。ベテランスタッフがいるのであれば、そのスタッフの頭のなかにある仕事のノウハウをきちんとアウトプットしてもらい、医院の財産にしていかなければならないのです。

　長く働いていると「このスタッフは辞めないだろう」と思うかもしれませんが、たとえば、親の介護やご主人の転勤、転職など、医院を離れなければならない原因がいろいろ考えられますので、あらかじめ業務マニュアルを作っておき、他のスタッフでもできるようにしておくのがよいですね。何があるかわからないですからね。

井上　とくに受付では、担当のスタッフにしかわからないものが多いです。何がどこにあるのか、そのスタッフでないとわからない。在庫管理にしても、どこに何を注文してよいかもわからないし、棚卸がで

きない。

杉元　なかには、属人化したがるスタッフがいます。自分の存在意義を高めたいスタッフが必ずいるのです。ですから、その考えを改めてもらう必要があります。「あなたのもっているノウハウでいつも助かっています。それを医院のために還元してほしいし、後輩スタッフに教えてほしい。これから何十年と医院を続けていくうえで、大切な業務ばかりなのだから」と院長に言ってほしいですよね。

でも、実際は院長ってそういうスタッフに何も言わないことが多い。下手に言ってへそ曲げられたら困るから。

井上　将来のことを真剣に考えれば、属人化しないようにさまざまな対策を打つべきでしょう。ところが、多くの院長は目先のことしか見えてなくて、1年先くらいは考えるかもしれませんが、3年先、5年先というとなかなか将来像を描けない。なぜなら、スタッフが次々と入れ替わってしまうから。3年後の医院の計画を立てたところで、何名のスタッフが継続して働いているかわからないのです。残念ですが、とにかくこの1ヵ月、2ヵ月をなんとか無事に乗り切りたいという焦りの姿勢がスタッフ教育にも影響してしまっていると思います。

杉元　落ち着いて将来の医院像を考えられないほど忙しいという理由もあると思います。院長は、歯科医師としてご自身の治療スキルも上げなければならないし、経営の資金繰りも考えないといけない。スタッフ教育ばかりに時間をとられたり、あるいは人材採用に縛られて疲弊してしまうのでは、医院の発展に繋がらないですよね。

井上　院長にもストレスがかかりますし、人材会社に支払う費用もばかになりません。

杉元　外部講師として呼ばれて2ヵ月ぶりに歯科医院に行ったとき、スタッフが半分くらい入れ替わっていたことがあります。毎回初めま

しての挨拶のあと、前回の復習に時間がかかるので結局何も進まない。それではお金と時間がもったいないし、医院全体が成長しません。

スタッフ教育でやってはいけないこと

井上 スタッフ教育においてやってはいけないことってありますか。

杉元 最初に言った、教育係のスタッフに丸投げしてしまうことに代表されるように、そういう煩わしい雑務から逃げたがることではないでしょうか。「女性スタッフのことは、僕はよくわからないから……」が院長にありがちだと思います。

井上 結局、何を言っても院長は責任者であり雇用主です。院内で起きたすべての出来事の責任を負わなければなりません。何かと理由をつけて逃れようとしても、最後は院長が責任をもって対応しなければならないと思います。

杉元 あとは、スタッフが辞めて、すぐに人員を補充できずに困っているからと、医院のカラーに合わないスタッフを採ってしまうことがありますが、それも避けたいですね。そうなってくると、そもそも教育以前の問題です。

井上 猫の手も借りたいといいますが、まさに猫の手でしかありません。採用基準を下げて妥協して採用しても、そのあとは院内に不協和音やストレスしかもたらさないような気がします。

杉元 歯科医院の仕事は技術職ではあるけれど、人が相手の仕事じゃないですか。だから、人と接するのが好きだったり、人に興味があるとか、それが前提にないと無理だと思うのです。技術は頑張ればあとから身につきますが、人と接することを好きになるのって教えられないですね。

　雇用しているスタッフの数だけ性格もあると思うのですが、女性ス

タッフ同士のいざこざも含めて、「苦手なんだよね」と敬遠するのではなく、「彼女たちが毎日何に悩んで、何に困っているのか」に向き合わないといけないのです。

井上　スタッフの管理は院長の仕事の一つですが、どうしてもそれが苦手ならば、事務長なりなんなり、業務委譲できる人を雇うしかないと思います。

スタッフ教育の諸問題、すべての答えは「人」

井上　これまでお話ししてきたように問題はいろいろとあるのですが、その答えはただ一つで、「院長がしっかりしなければいけない」。では、院長をしっかりさせるためにはどうしたらよいかというと、「この本をすみずみまで読みましょう、そして実行しましょう」という話になります。

杉元　読むにあたっては、ぜひ自分事だと思って読んでほしいと思います。いろいろな院長やスタッフの話が出てきますが、自分事だと思いながら読まないと何の役にも立ちません。ここに書かれている院長は、もしかしたら来年の自分自身かもしれないし、自分で気がついていないだけで、スタッフに読ませたらスタッフの首がちぎれるくらい頷くほど当てはまっているかもしれません。自分のなかにもこういうところがあるかもしれないと思って読んでいくと、いろいろヒントが得られます。

井上　結論を言ってしまうと、スタッフ教育は「人」につきます。だから院長がスタッフに対して、愛情や節度をもって接しているか、スタッフの将来や患者さんの健康をしっかりと支えていこうと考えているか、がスタッフ教育の問いに対する答えです。エピローグでまたお会いしましょう。

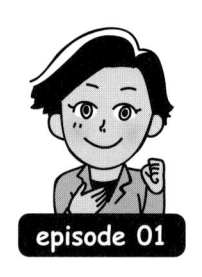

スタッフはみんな医院の役に立ちたいと思っている

episode 01

という話。

突然の別れ話

　ある日突然、付き合っていた相手から別れ話を切り出されて、面食らった経験はありませんか。「昨日まで普通だったのにどうして？」と思って聞いてみたら、そこからはいままでの積もり積もった不満の嵐……。

「最初から言ってくれれば、こっちだってきちんと対応したのに！」と告げると、こう言われるわけです。「ずっと前からちゃんとサインは出していた。あなたが気づかなかっただけだ」と。

　ご自身に経験がなくても、周囲でこのような話を聞いたことがない人はいないかもしれませんね。

　実は、院内での歯科医師とスタッフとの関係も似たようなことが起きていることがあります。

なぜ関係性が破綻したのか

「うちのスタッフは、言われたことはきちんとするけれど、自ら考え

て動こうとしない」

「淡々と仕事はするけれど、成長しようとする気持ちが感じられない」

　こんなふうに自院のスタッフを評価していないでしょうか。

　私は、数多くのスタッフとの面談を通じ、確信していることがあります。それは、「どのスタッフも医院の役に立ちたいと思っている」ことです。これはつまり、彼女たちなりの「医院の改善案をもっている」ということなのです。

　医院のために役に立ちたいと考えていたはずのスタッフが、いまはどうしてそのように見えないのでしょうか。それは、「スタッフが医院の役に立つことをあきらめてしまった」からだといえます。

「言っても無駄だ」と感じた時点で、彼女たちは口を閉ざしてしまいます。恋人同士であれば、この時点で関係は破綻します。

　しかし仕事では、職場や院長に失望していても、給料、通勤のしやすさ、就業時間、休みの取りやすさ、融通の利きやすさ、他院や他職に移るハードルの高さなど、その職場に留まる理由はいくらでもあるものなのです。

　当然、そのようなスタッフといっしょに働かざるを得ない院長にも、ストレスが溜まるばかりです。口を閉ざしてしまったスタッフと、不満を抱えながら働く院長、これではお互いに不幸です。

スタッフの話を聴く努力を

　では、どうすれば彼女たちが本来もっている「医院のために役立ちたい」という気持ちを表に出して、院内によい風を吹かせることができるのでしょうか。

　院長が、スタッフの話をきちんと聴く努力を惜しまないようにする

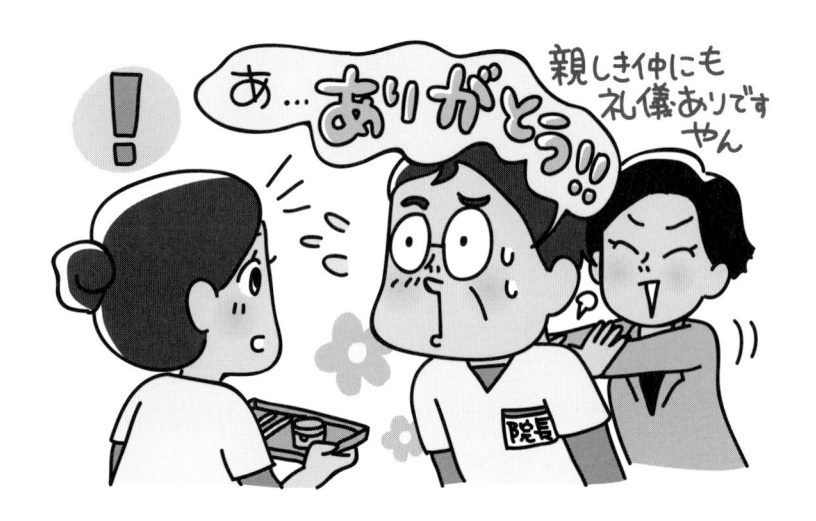

ことがいちばん大切です。聴くというのは、「ジャッジしない」「否定しない」「最後まで聞く」ことを意味します。これらを積み重ねていくことです。

「この人は自分の話を聞き入れてくれる」と感じてもらえるようになれば、必ずよい提案が出てくるものです。

空気を変える2つの秘策

それでは、もうすでに彼女たちが決して口を開かなくなってしまっている場合は、どうしようもないのでしょうか。大丈夫です。明日からすぐにできることがあります。

明日からは、仕事場に一番乗りしてください。当たり前ですよね、自分の医院なのですから。

それからもう一つ、何かスタッフにしてもらったら、「ありがとう」とはっきり言うことです。診療のなかで、何か用意をしてもらったら「ありがとう」、セメントを練ってもらったら「ありがとう」、カルテを持ってきてもらったら「ありがとう」。

日常の当たり前のことに「ありがとう」という気持ちを伝えるのです。どうですか、できそうでしょうか。それともかなりハードルが高いでしょうか。

それを続けることで、歯科医院の空気が変化するといっても信じられないかもしれません。しかし、医院の空気は院長が作っています。院長が何か変われば、必ず院内の空気も少しずつ変わっていくのです。これは間違いありません。

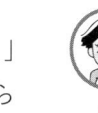

スタッフの優しさに応えるために

これらの取り組みの効果は、徐々にしか現れてきません。しかし、毎日続けることに意味があります。医院の空気を変えるのは、院長であるあなたの仕事なのです。

医療の現場を仕事場として選択する人は、全員が「誰かの役に立ちたい」と思っています。その優しい気持ちに応えることが、院長のスタッフ教育の出発点といえるでしょう。

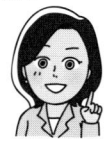

私にもひとこと言わせて！

> スタッフにとって医院は第二の家のようなものです。院長は家出ができません。でも、スタッフは辞められます。そこにいるからには理由があります。「ありがとう」は自分のために言います。

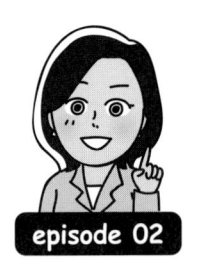

スタッフは院長のことを知りたいと思っている

episode 02

という話。

もっと知りたい院長のこと

「院長が何を考えてるか、さっぱりわかんない」とスタッフがよく言います。ということは、スタッフは院長が何を考えているのか、知りたがっているということです。

　これを意外に思う先生は多い。スタッフは「院長のことなんて、1ミリも興味ないです」という態度をとるし、院長が話を始めると、本題に入ってもいないのに「また始まったよ」という態度をされ続けるので、自分の考えを伝える気にならなくなってしまいます。しかし、院長が考えを伝えると、スッキリして動きがよくなることが多いです。

この船はどこへ向かうのか？

　スタッフが自分の片腕になってくれたらいいですよね。歯科医院を一つの船にたとえたら、船長がお客や乗組員に気を配るのは当然ですが、すべてのスタッフの動きを逐次観察し、指導するのは不可能です。自主的に動いてほしいと願うはずです。

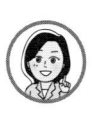

　ならば、まずはこの船の行き先を示すことから始めましょう。この船はどんな船で、いつまでにどこに行くのかを伝えます。「小児からお年寄りまで、幅広い患者さんが楽しみに通ってくれるようなあったかい医院になる」でもよいですし、「最新の歯科医療を提供する歯科医院になる」でもよいでしょう。

　よく考えてください。日々の診療で繰り広げられるすべてが、そこに向かうために必要だと思えることが大事です。じっくり考えて、途中で「やっぱりやめた」なんてことのないように。

いまどうしてここにいるのだろう

　船長がハワイに向かうのだと宣言したにもかかわらず、島影が途切れることがなかったり、どんどん寒くなってきたらどうでしょうか。乗組員は不安になります。なぜいまここにいるのかをきちんと説明してもらえれば、ああそうかと安心します。潮の流れを見ているんだ、食料の調達ができたらここを離れるんだとわかればよいのです。

　理由もなくウロウロしている船長のもとでは、役目を果たそうという気持ちにはなりません。大きな目標をはっきりと伝えておくこと。もし何か問題があるのなら、その理由を伝えること。そもそもゴールがブレないこと。ブレないゴールを決めること。

スタッフは見ています

　小さな不安や不信感がいくつか重なることで、大きなモチベーションの低下に繋がります。先生にとって大したことじゃなくても、スタッフにとっては意外と大きな障害になっていることがあります。

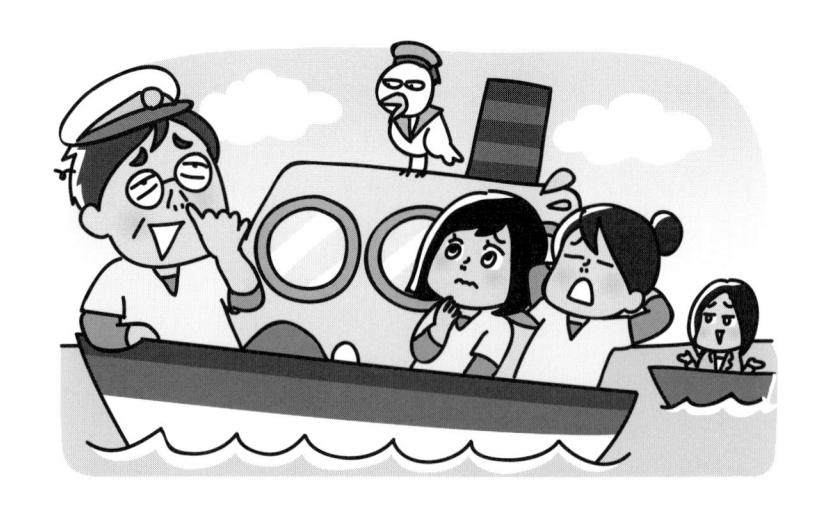

　患者さんがくださるお菓子を院長が独り占めすること。「いつもお世話になっていますって、俺がもらったんだから俺のものだろう」と思う気持ちはわかりますが、「いただいたものはちゃんと持って帰らないと、ご近所付き合いがあるのでうちの奥さんが後々困るんだ」という事情があるのなら、恥ずかしがらずにはっきり伝えるべきです。

洗濯機が壊れそうなのに院長は……

　何年も使っていて、スタッフルームでガタガタ異音を立てる洗濯機はいつまで経っても新しくしてくれないのに、家電量販店からは院長宛の宅配便が今日も受付に届き、院長がそそくさと院長室に持っていく。スタッフはその後ろ姿をいつも苦々しく見ています。「洗濯機は次の決算で新しいのを買います」とはっきり伝えておきましょう。

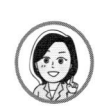

誤解を問題化しないための一手間

　家電量販店で購入した PC 周辺機器は、自分のお金で買ったものでしょう。でも、医院に届く荷物は、医院の財布から出ているようにスタッフは感じるものです。「貧困家庭を救うために法改正を！」と話している政治家が、大型四駆の高級外車で乗りつけたら嫌な感じがしますよね。「俺の金で買った車だ」って言ったら余計に反感買いますよ。届け先は自宅にするか、コンビニ受け取りにしたらどうでしょう。

院長・スタッフがお互いにスッキリする方法

「しょっちゅう新しい器材を買うけど、すぐに飽きて使わなくなる」というのも、いままでに1,000回は聞いたスタッフからの不満です。「買いたいだけなの！」と宣言しちゃいましょう。変にごまかして「いつか使うもん」なんて言って放っておくから呆れられるんです。子どもと一緒。新しいものが欲しいという気持ちってあるじゃないですか。そこ、素直に認めましょう。お互い楽になりますよ。

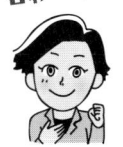

私にもひとこと言わせて！

行き先が変わることもありますよね。そのときも早めに告げてください。考えが変わることって、人生ではよくあることですから。
いちばんダメなのは、「言わなくてもわかるだろう」てやつ。言わなきゃわかりません。

> ## 空回りしている ミーティングを 何とかしたい

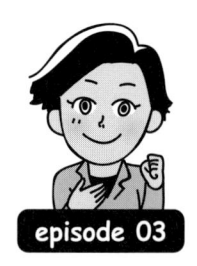

episode 03

" という **話**。

それって本当に必要ですか？

　週に 1 回だったり月に 1 回だったり、頻度はそれぞれの医院によって違いますが、院内ミーティングを定期的に開いているところは多いと思います。

　そこで、振り返ってみましょう。みなさんの医院のミーティングは、きちんと機能していますか？

　その「目的」は何ですか？

　単なる業務連絡だけなら、医院のグループ LINE でよいじゃないですか。「伝言ノート」でもよいですよね。わざわざ全員が集まって（しかも、アポイントを切ってまで）行う必要はありません。ミーティングは報告の場だけではなく、やはりスタッフの意見交換の時間でもあってほしいと思います。

院長仕切りの静まり返ったミーティング

　しかし、なかなか意見が出ないと悩む院長は多いと思います。院長

が「意見があったらなんでも言ってね！」とフランクに話しかけてみても、「……」とまるでお通夜のようなミーティング。スタッフの顔は能面のように動かない……、あるあるです。

どこの医院でもミーティングにそれほど時間を確保できません。30分か長くてせいぜい1時間くらいでしょう。「……」連発では時間がもったいないから、つい院長がいろいろと仕切ってしまう。むしろ院長のワンマンショーで、あとはヒヤリ・ハットを報告してミーティング終了。そんなミーティングを行っている医院のスタッフは、みんなこう思っています。「これって何の意味があるの？」。そして、院長は「わざわざ時間を確保しているのだから、みんなにはもっといろいろな意見を出してほしいけどね……」とため息をつくわけです。

有意義な話し合いには"準備"が肝心

この院長とスタッフのすれ違いを何とかするには、どうしたらよいのでしょうか？
「言いたいことがあったら、何でも言いなさい」は、単なる「圧力」でしかないことを覚えておいてください。「言いたいこと」は、急には出てきません。おまけに、一生懸命に絞り出して発言しても、即座に否定されたりしたら、もう二度と口を開かないのは当たり前のこと。

まず、ミーティングの進行は、院長ではなくスタッフに任せましょう。これは大事なことです。持ち回りで進行するのも学びになるからです。

いちばん重要なのは、ミーティングの「準備」です。進行係には、毎回テーマを決めて、それに関する各々のスタッフの意見をあらかじめリサーチしてもらいます。たとえば、ちょっと大きな「ヒヤリ・ハッ

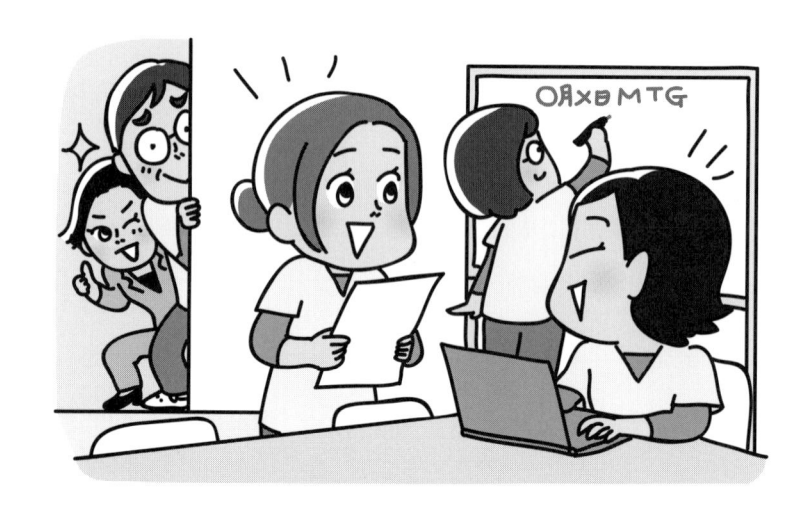

ト」が起きたら、それをテーマにしてもよいかもしれません。1年を通じて話し合うメインテーマ（例：セルフケアグッズの見直しなど）を決めるのもお勧めです。

　リサーチが完了したら、進行係はそれぞれのスタッフに事前にミーティングでの役割をお願いしておきます。「ここで発言してね」とか「この意見は先輩の〇〇さんに言ってもらったほうがいいよね」的ないわゆる「根回し」です。資料が必要になる場合もあると思います。限られた時間で何かしらを行うには、事前の準備が重要です。

　ある程度の準備ができたら、ミーティングの進行表を作って（時間割ですね）、前日にスタッフ全員に配布し、それぞれの心づもりをしておいてもらいます。もちろん、院長にはそのつど報告してもらいましょう。進行係も含めて、スタッフ全員がミーティングの目的を理解して準備にかかわることで、初めて身になる話し合いができる、とい

うわけです。

ミーティング活性化のキーマンは院長

院長にお願いしたいのは、ミーティングを説教の時間にしないことです。ヒヤリ・ハットの用紙を見ながら、ネチネチやるなんて最悪です。

それから、スタッフから出された意見を即座に否定しないこと。なかには実現不可能な意見が出てくることもあると思いますが、その場で否定したり、うやむやにしてしまうのは、避けてほしいのです。その場では、意見として受け取ってください。この「いったん受け取る」行為がとても重要です。

もちろん、その後の報告も大切です。事後報告もなく、うやむやにされてしまうことが続くと、スタッフのモチベーションが下がってしまうからです。

年明けや年度替わりのタイミングで、ぜひミーティング活性化プロジェクトを試してください。

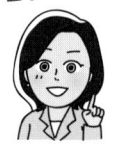

私にもひとこと言わせて！

ミーティングでトップが思いの丈を伝える、それはそれでいいでしょう。しかし、とにかく出た意見を一刀両断しないように。二度と言うまいと固く心に誓わせることになります。

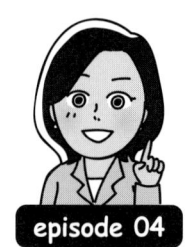
episode 04

という話。

スタッフのやる気をなくす院長

パフォーマンスキラーとは、人のやる気をなくさせる人のことです。

以前私がお手伝いしていた医院では、スタッフが歯周病検査をした後、院長がチェックしていました。それは構わないのですが、「どこに５㎜のポケットがあるのかなぁ。僕には見つけられないんですけどお〜」と勝ち誇ったような笑顔であきらかに難癖をつけてくる。私がため息混じりに「ここです」と示すと、焦って「ここ５㎜ですかねぇ〜、６㎜じゃないのぉ〜？」とプローブをぶっ刺す。

悪意しか感じませんでした。人手は足りていないので辞めてほしいわけではなく、自分のほうが上なんだと示したい。これをしょっちゅうやるので、どんどん人が辞めていく。しょっちゅう人が辞めるとってもステキな医院なんてありません。

空気が悪くなるメカニズム

本当なら、私のほうから「どうしたらいいですか？」と質問するべ

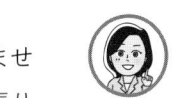

きかもしれない。でも、もちろんそんな気持ちにはさらさらなりませんでした。私のプロービングに問題があるというよりも、単に威張りたいんだろうと思ったからです。

　本当はそうじゃないのかもしれない。でも、「ちゃんと練習してできるようにならなくちゃ！」とは思わせず、「あいつ（院長）、難癖つけたいだけだろう」と思わせる。そのような環境で技術が向上するわけはなく、スタッフみんなが同じ指摘を受け続けるので、院長はいつもイライラしていました。

　聞きたいことがあっても、「いやぁ～、そんなこともわからないなんて意外ですねぇ～」と嫌味を言われるのは間違いないので、わからないことがあっても質問しませんでした。

「どうして報告しないんだ！」と怒鳴られたスタッフが「負けないぞー！」とやる気を出すことなんてありません。圧をかける、全否定する、決めつける、話の途中で遮る、そんなことをしていると、当然ながらスタッフはやる気を失います。報告どころか、話しかけてもこなくなります。

やる気を喪失したスタッフのホンネ

「前も言ったよね」「何度も言ってるよね」というように過去の失敗をもち出すのも同じです。「いまだけでなく、あなたは以前からダメでした」と言われているようで、未来に向けてやる気が出るわけありません。そんなものを出さなくても、給料は変わらない。

　ここでやる気を出したところで、どうせできていないことだけをピックアップされ、過去の失敗をもち出され、ネチネチ言われるに決まってる。だったらこのまま叱責はスルーして、ダラダラ仕事をして

04　"パフォーマンスキラー"という話。

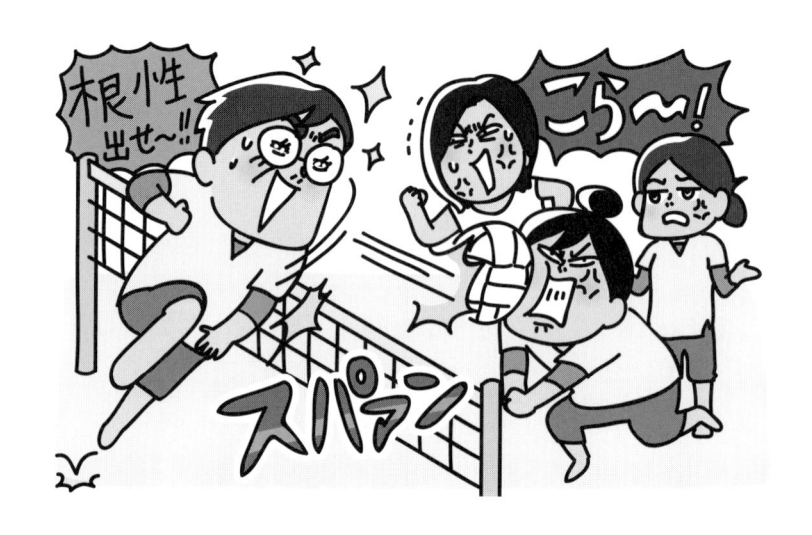

いればいい。叱責の仕返しに、仕事を手抜きでやればいい。そのほうが気持ちがいいくらい。ざまー見ろって感じ。2年もいたら辞めちゃえばいいってそう思う。

楽しいバーベキューのはずが……

何人かで旅行に行ったとします。懇親のために来たのですから、みんなで楽しく盛り上がりたい。海辺でバーベキュー。ビニールのボールを膨らませ、ビーチバレーが始まりました。いきなり自分の実力を見せつけるようにアタックを打つ人ってどうですか？

ここはみんなと触れ合う場。トスをあげ、レシーブを続け、相手が打ちやすいボールを返し、全員ができるだけ均等に打てるようにボールを回す。それがお約束ですよね。

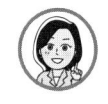

誰かの手が痺れるほどのアタックを打つ。拾えなかった人を鼻で笑う、罵倒する、泣かせる。勝手にルールを変える。うまくいかない理由を誰かに押しつける。自分のいいタイミングで始めて、自分勝手に終わらせる。そんなことをしていてチームがうまくいくわけありませんし、結果は自分に返ってきます。当然、全体のパフォーマンスは上がりません。

水の流れを見極めましょう

パフォーマンスキラーには、長期計画が立てられなかったり、対人関係を反射のように行ってしまう人が多いです。自分の医院のパフォーマンスを最高に引き出すためには、スタッフをうまく動かしたほうがいい。我慢したり、頭を使ったりしたほうがいい。

ボウルのなかの水をグルグルとうまく掻き回すと、水の流れができて、何もしなくても水が回り続けます。時折小さく回してあげるだけでいい。せっかくの流れにしょっちゅう手だの物だの突っ込んで、流れを止めてしまうのがパフォーマンスキラー。

いい流れを作りましょう。

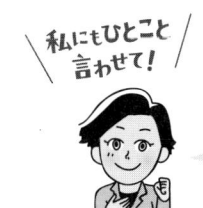

私にもひとこと言わせて！

減点方式でしかものを見れないとそうなりがち。自分に厳しいのは自由ですが、スタッフのやる気をゼロにしたくないなら、いったん黙りましょう。「ありがとう」「サンキュ」以外の発言は禁止します。

ジョシの取り扱い、間違えすぎの人が多い

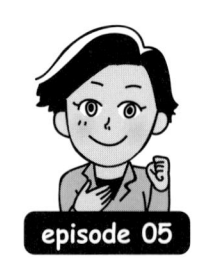

episode 05

という話。

スタッフ教育が大きく変わってきています

　毎年、春には新人スタッフが入職する歯科医院も多いかもしれません。歯科業界はつねに人材不足。そんななか当院を選んで入職してくれたスタッフさんは、なんとかして戦力に育てていきたいものですよね。がんばろー。おー！

　かつては「見て覚えてね」「一度しか言わないからね」という教育方法が標準的でしたが、いまはずいぶんと変わってきています。なぜなら、そんなことではみんなすぐに辞めてしまうから。

　美容師の世界でも、昔は一人前になるのに6年くらいかけていたのが、いまは3年くらいで育てるのが当たり前だそうです。理由は「そうしないと辞めてしまうから」だそうです。

　カリキュラムの見直しとゴール設定の変更で、「とにかく3年でカタチだけでも一人前になれるよ」と新人に伝える。そして、その一人前へのマラソンの道中で、つねに「いまどこに位置しているのか」「いま何をどうすれば前に進めるのか」を逐次レクチャーしていく必要があるそうです。どこの世界も同じ悩みを抱えているのですね。

歯科医院のスタッフのほとんどは女性

　さて、本項のテーマは「ジョシの取り扱い」です。歯科医院で働くスタッフはほとんどがジョシです。「ジョシの定義が何歳までなのか」とか言い出すとややこしくなってきますので、まあそこはふわっとさせておきましょう。

　それから、「いまは男女の別なく仕事をする時代なのに大丈夫なの？」「どこからかお叱りを受けるんじゃない？」と心配されるムキもあるかもしれませんが、そこもサラッと流しておきましょう。

　ジョシがもともとそうなのか、あるいは社会とのかかわりのなかでそう仕上がってしまうのかはここでは議論しませんが、少なくとも現段階においては、ジョシの取り扱いについての鉄則は、あります。あるんですよ。

職場におけるコミュニケーション

　それは、「みんないっしょで、私だけ特別」ということ。

　え？　それって矛盾していない？

　ですよね。わかります。そう思うのも当然です。

　ジョシが大事にするのは「共同体」という意識です。いわゆる女子会というのをみたことがありますか？　「だよね〜」「わかる〜」「そうそうそう」とお互いがなんてことない会話をしながら、同じ時間を過ごすアレです。あれは、何か建設的な議論をする場ではなく、共同体のなかでお互いの存在意義を確かめ合う儀式といってよいでしょう。

　とくに仕事の場では、この"みんないっしょ"をどう扱うのかがとても大切になってきます。ポイントとしては、この"みんないっしょ"

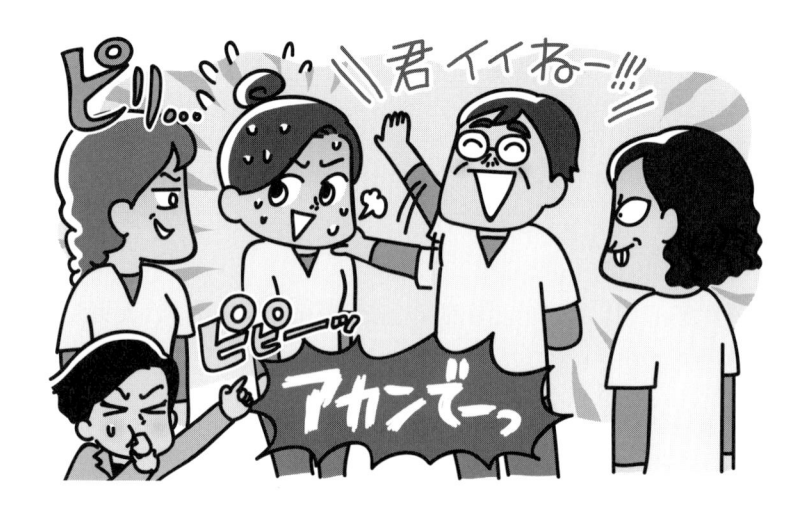

は、平等とか公平とかとはちょっと違うということです。

え？　ますますわからない？

つまり、客観的にみた平等・公平よりも、共同体のメンバーの一人ひとりが、"みんないっしょ"と感じるかどうかが重要なのですね。

実は、これを適えるために、後に続く"私だけ特別"というフレーズがあるわけです。

共同体を壊さないために

褒めるときは、とにかくこっそりと本人にだけ伝えます。これは間違いなく喜びます。なぜなら「院長は、私のことをちゃんとみてくれているんだ」と感じるからです。

同じことをみんなの前でやられると、素直に喜べない場合も多いの

です。それは、"みんないっしょ"が崩れてしまうかもしれないから。

　なかには、妬む人がいます。「どうして〇〇さんだけ」というやつですね。

　歯科医院のスタッフは、年齢もキャリアも職種も雇用形態もさまざまです。そんななかで"みんないっしょ"を適えるのはとても難しいものです。

　自分がしんどいときは、ついつい誰かを標的にしがちです。そんな攻撃材料をわざわざ与えなくてもよいのではないでしょうか。

明日からはじめるスタッフマネジメント！

　スタッフは、「院長は、私のことをちゃんとみてくれている」と感じられるようになると、周りにやさしくなります。自分に余裕が生まれるからです。

「私は認められていない」と感じているメンバーがいると、"みんないっしょ"を適えるために自分より上にいる（と本人が感じる相手）を引きずり下ろそうとします。

「みんないっしょで、私だけ特別」をどう適えていくのか、院長の手腕が試されています。

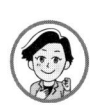

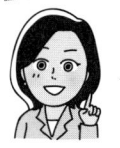

私にもひとこと言わせて！

ジョシはみんな一緒「感」を大事にします。院長が平等に扱ってる「感」は大事です。そんななか、密かに君は特別「感」を出されるとグッときます。しかし、下心「感」には注意してください。

スタッフ教育、その前に

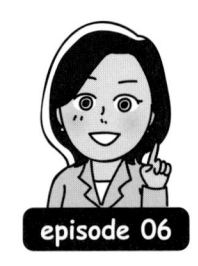

episode 06

というお話。

「理由」と「行動」はワンセット

昔、数学の授業で「微分・積分」を習いました。正確にいうと授業は受けましたが、こんな意味不明なことをなぜ学ばなきゃいけないのか、その理由がさっぱりわからず、自分の人生には絶対役に立たないという確信もあったので聞き流していました。

当然試験はまったくできず、教師から呼び出されました。また呼び出されて説教されるのは嫌なので、仕方なく勉強を始めました。すると、数学の成績がグンと上がり、とっても気持ちがよかったのです。

それから、興味が湧かないこともいちおう勉強することにしました。勉強したことが試験に出るといい気分、成績も上がってまたいい気分です。それが意味不明で興味が湧かないことでも、とりあえず勉強する理由になりました。

学ぶ理由がはっきりすれば、学ぶ意欲が湧きます。モチベーションとは行動の理由のこと。理由がはっきりすれば、自然と行動が起こるのです。

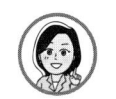

「なぜ」を伝えないと悪循環に……

スタッフ教育も同じです。たとえば、新人に医院のシステムや器具の置き場所を教える前に、「なぜそれを学ばなければいけないのか」を伝える必要があります。

興味があるかないかにかかわらず、「あなたはこれを学び、できるようにならないといけない立場なのだ」と教えます。「自分から教えてくださいとお願いする立場なのだ」と教えることからスタートです。

それをしないで「教育」だけをしていると、時間を割いているのに覚えない、練習しない、成長しない、お願いもしてこない、お礼なんて一言も言わない、教えようとすると、めちゃくちゃ不機嫌になる。

なんなら反抗的にすらなる。いつまで経ってもできるようにならず、いつまでもテキトーに仕事をするので、全体の仕事の効率が上がらないばかりか、ただただ教育担当の先輩の機嫌が悪くなるばかり。

新人と先輩の仲が悪くなれば、院内の雰囲気も悪くなる。そして、周りのみんなが精神的に参る。スタッフに辞められるのも困るけど、院内のいやーな雰囲気が毎日続くというのは、もう最悪です。

「仕事」とは何か?

教育される側の人に最初に伝えます。あなたがやるのは「仕事」です。あなたは歯科衛生士(歯科助手でも受付でも)の仕事をするために雇われていて、その「仕事」に対してお金が支払われます。

ですから、早く仕事ができるようになってください。こちらも時間をとって教えます。あなたの成長のために、喜んで教育します。

早くストレスなく仕事ができて、すぐに一人前になれたらいい。楽

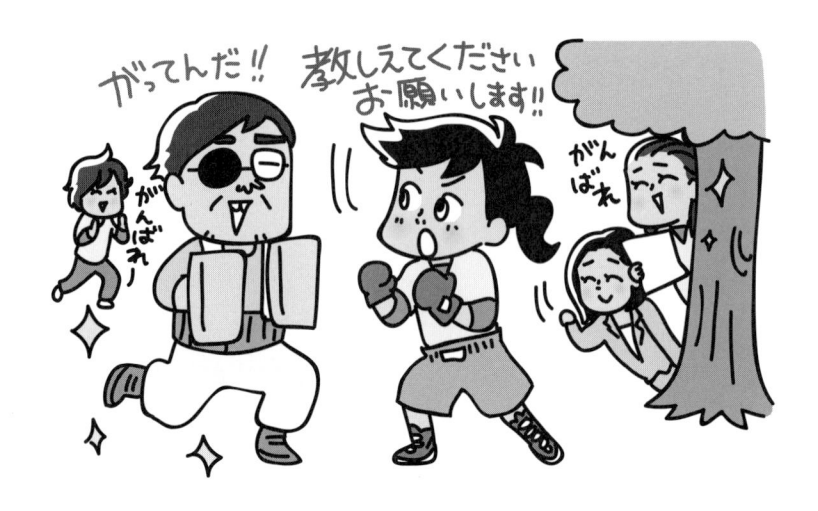

　に仕事ができるようになって、仕事の楽しさを感じられるといい。

　でも、基本的にできるようになるのも、あなたの仕事のうちです。教えてくれる人には、きちんとお願いをして、教わったらお礼を伝えましょう。「時間をとってくださって、ありがとうございます」「レポートを読んでくださってありがとうございます」と声に出して伝えます。

勉強や練習が必要な理由

　先輩は、あなたのレポートを読むのが楽しくてたまらないなんてことはない。先輩は自分の貴重な時間を使い、あなたが1日も早く仕事ができるようになるために読んでくれているのだということを忘れないように。

あなたは感謝の気持ちをもち、勉強や練習をしなければなりません。勉強や練習とは、気が向いたときにやるのではなく、給料をもらうために行うのであり、医院だけでなく、あなたにとっても必須なのだと考えてください。

でも、もしたいへんだったりつらかったら、いつでも言ってください。あなたの成長をみんなで支えるつもりですから。そう話します。

確認までが一連の流れです

そして最後に、「どうですか？」と聞きましょう。「はぁ……」と返答されたら意味がわからないか、やる気にならないか、目上の人に対する返事の仕方という躾がなされていないかです。

「わかりました、やります」という明確な返答をもらうまで、どこが理解できないのかを聞き出しましょう。行動の理由がはっきりして、それに同意できれば、行動はスムーズに起こります。

毎日毎日うるさいことを言われ続けていると感じていたら、教わるほうも参ってしまうでしょう。本格的なスタッフ教育に入る前に、まずは教わる理由をはっきり伝えることから始めましょう。

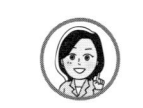

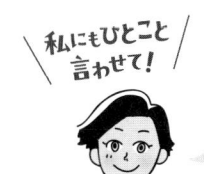

私にもひとこと言わせて！

実は、患者教育もまったく同じなんです。
大人の学習の基本は「学習する側が主体となること」。主役は教育をされる側です。ここを理解しておかないと、教育する側だけが疲弊してしまうことになりかねません。

尊敬される院長ってどんな人？

episode 07

という話。

スタッフの院長評価は存在する

　スタッフは"尊敬できる先生のもとで働きたい"と考えています。

　日ごろから、尊敬に値するかどうか院長の言動を観察し、ジャッジしています。本当に細かいところまでよく見ています。

　見ているのは治療内容だけではありません。患者さんへの言葉がけ、それからスタッフへの態度、ありとあらゆることを見ています。そして、その積み重ねによって、「うちの院長は○○」という評価が固定されてしまうのです。

院長評価が低いパターンはこれだ

「私たちにはもっと練習しろしろっていうけど、自分はスマホばっかり見ているよね」

「私たちには隙間時間に掃除しろ、仕事を探せ、っていうけど、自分はカルテ溜めっぱなしじゃない」

「機嫌がいいときには何にも言わないくせに、機嫌悪いとすぐ大きな

声を出すんだから」

　こんな残念なジャッジになってしまうと、たとえ口ではよいことを言っていたとしても、院長からの発言の重みは、ほぼゼロになってしまいます。

「うちのスタッフは誰も院長に興味なんてないよ」とおっしゃる方もいるかもしれませんが、それは違います。医院の舵を院長が握っていることは、どんなスタッフも実感としてわかっています。好きとか嫌いとかではなく、自分たちの命運を握っている院長について興味がないスタッフは一人もいないのです。

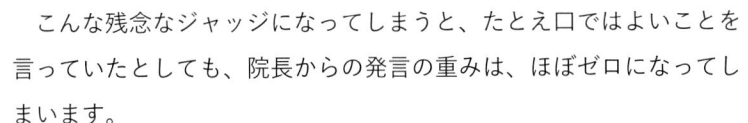

昔の歯科医院であった本当の話

　スタッフが仕事をしない、勉強をしない、自主的に動かない"理由"を知らないうちに与えてしまってはいないでしょうか。

　私が昔働いていた歯科医院の話をさせてください。そこはいわゆる「昭和の野戦病院」でした。押し寄せる患者、鳴りやまない電話、とにかく忙しい医院だったのですが、誰も文句を言う人はいませんでした。

　理由は簡単です。院長が誰よりもよく動くからです。とにかく働き者。いろいろ思うところはあっても、みんなその一点だけは院長のことを尊敬していました。「そんな院長をサポートしなくては」と全員が思っていたのです。この「いろいろ思うところはあっても、その一点だけは尊敬していた」というところがポイントです。

強みがあればスタッフはついてくる

　勘違いしてほしくないのは、「尊敬できる院長」＝「パーフェクト院

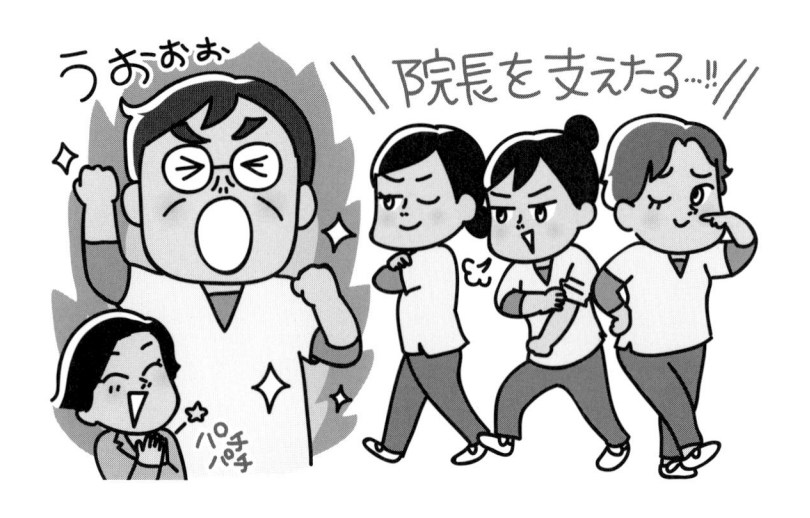

長」ではありません。すべてにおいて完璧を目指す必要はありません。

- 普段ちゃらちゃらしているけど、集中力がすごい
- とにかくめちゃめちゃ仕事が速い
- やさしくて、絶対に大きな声を出さない
- 人に厳しいけど自分にはもっと厳しい
- めちゃめちゃきれい好きできっちりしている
- どんなことがあっても、いつも冷静で淡々としている
- おおらかでムードメーカー

　なんでもいいのです。「ここだけは尊敬できる」とスタッフから思われるようなご自身の強みをどこまで理解しているでしょうか。必ずあるはずです。

　無理して自分を偽るのはお勧めしません。疲れるだけですから。ナチュラルな状態でのご自身の強味、ぜひ探してみてください。ご家族

や友人に聞いてみるのもよいかもしれません。スタッフに聞きやすければ、スタッフに聞いてみるのが一番です。

　何か一つでも尊敬できるところがあれば、スタッフは必ずついてきますし、院長の苦手なところをフォローしようと動くものです。

現在地を把握して、あとは上げていくだけ

　それから、スタッフの「現時点での院長のジャッジ」をなんとかして知っておきましょう。なぜならそれは、ご自身の日ごろの言動への「改善案」に通じるからです。

　知りたくないですか？　黙って聴けるでしょうか？

　まずは、スタッフのなかで「この人なら」と思える人にそっと尋ねてみましょう。そして、ひっそりとこっそりと改善していけばよいのです。

　「いま」のジャッジの内容が厳しくても大丈夫。決して落ち込んだりしないでください。人はいつでも気づいたときから変われます。

　人を動かすより自分が動くほうが、実は簡単です。そして、変わっていく人を間近で見ていると、周囲も変わっていくのです。自然と医院がよい方向に回り始めます。

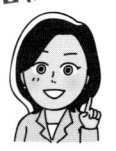

\私にもひとこと 言わせて！/

「私の強みって何？」と聞きましょう。
えー、可愛げ。んー、勉強熱心なとこ。何を評価されているのかわかります。ないと言われたら、「どこ伸ばしたらいい？」と聞いてみましょう。

ヒヤリングをしましょう

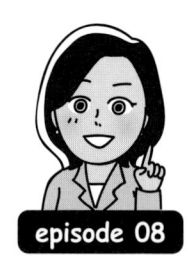

という**話**。

スタッフがお金よりもほしいもの

　ある医院で、スタッフ全員に5,000円の大入袋が出されました。ひと月の来院患者が一定数を超えたからです。

　患者さんが通いたい医院にしてくれてありがとう、忙しかったね、お疲れさま。医院が潤ったので君たちにも還元するね、ということでしょう。10人以上のスタッフですから医院にとって大きな出費です。

　スタッフは、「わーい、うれしい、次もがんばるぞ！」とモチベーションを上げると思いきや、むしろ「こんなことに金使いやがって、何考えてんだ」と言っています。もちろん、お金をもらうのはうれしい。でも、それ以上に日々の労いの言葉や、患者さんのためにほしい器具があるのに与えてもらえず、金で解決される、そんなふうに受け取っているようです。

すれ違ってうまくいかない男と女

　たとえば、彼女の誕生日。当日は近くの小さなイタリアンで乾杯し

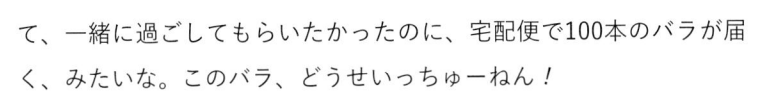

て、一緒に過ごしてもらいたかったのに、宅配便で100本のバラが届く、みたいな。このバラ、どうせいっちゅーねん！

　花をもらうのは嫌じゃない。高そうなバラの花。どこか有名店に注文してくれたんだろう。気にしてくれたのはわかる。お祝いしたいという気持ちもわかる。でも、ほしいのはこれじゃないの！

　誕生日に一緒にいてほしかっただけ。夜遅くなってもいい、会いに来てほしかった。むしろ、そんなに花瓶もってないし。

　仕方なくコップだの鍋だの丼だのを引っ張り出し、生けるというより、突っ込んだ花を眺めながらつぶやく。

「こいつとはもう一緒にいられない……」

「院長、お話があります」と一緒ですね。

あなたは微妙なニュアンスをくめますか

　彼女は、誕生日の当日は一緒にいてほしいと匂わせていました。軽く言ったことも何度かあります。しかし彼女は彼女で、当日会う約束を取りつけるまでは、しつこく言いませんでした。なぜなら、空気を読めよと思っていたからです。

　空気を読む男性ってそうそういませんが、女性は空気を読む生き物です。だから、男性も空気を読めると思い込んでいます。大間違いなのに。そんな彼女の責任もあります。匂わせるだけじゃなく、きちんと自分の要望を伝えるべきでした。

　でも、女性は匂わせて、気づいてほしがる生き物なんです。彼は、彼女の思いをくむべきでした。思いをくむ男性ってそうそういないけど。

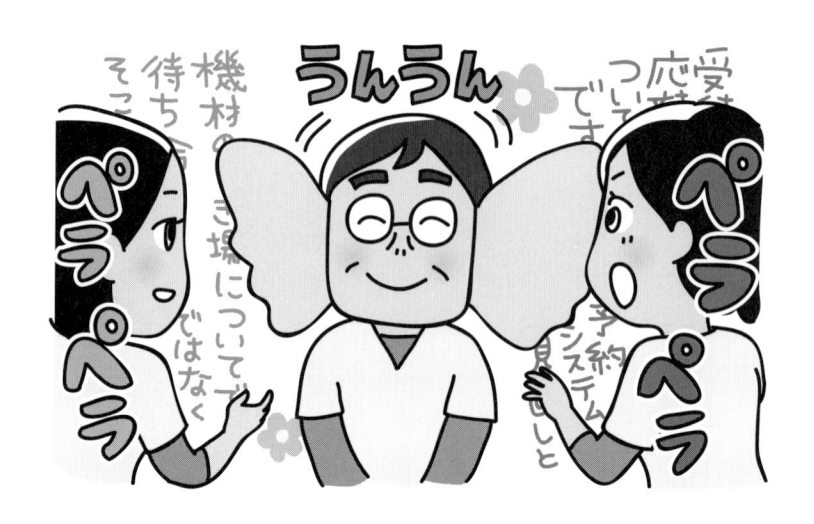

気持ちのすれ違いの予防策は？

　ではどうしたらよいのでしょう。スタッフに対する定期的なヒヤリングがお勧めです。半年に１回はやってほしいと思います。

　院長は基本質問をするだけ。95％はスタッフに話してもらいます。「最近どう？　仕事」というざっくりとした質問がよいです。仕事上での気がかりは、すべてここに当てはまります。

　毒を出させるという目的があるので、時間を十分にとり、好きなだけ話してもらうのがポイントです。沈黙の時間が流れても、「なんかない？」と促していれば、たいてい一人１時間くらいはしゃべります。とにかく黙って聞くことです。沈黙が流れても、こちらからはしゃべりはじめないことです。

　スタッフは医院のことを考えているものです。だから、そこにいる

のです。いるには理由があります。だいたいそんな質問に延々黙っているようじゃ、患者さん相手に仕事はできません。そんな問題あるスタッフへの対処を考えることもできるでしょう。

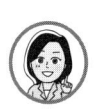

きちんと話を聞いて、感謝の気持ちを

スタッフの思いはさまざま。応えられるものもあるし、そうじゃないこともある。理不尽なことも多いのですが、とにかく最後まで聞きます。問題解決に至らなくても、スタッフはとことん話すとスッキリします。じっくり聞いてもらえると、自分のことを気にかけてくれていると思えるからです。それが大事。

物じゃなくて思いやりのある言葉がほしいというスタッフは多いです。「いつもありがとうね」と言ってあげればいいだけだった、なんてことも多い。医院のためにがんばっているのに、労いの言葉はなく、できてないことばかりを注意されていたら、そりゃあモチベーションも下がります。そんな要望も聞くことができるでしょう。

院長がよかれと思うことも、スタッフにとって不要なら意味がない。本人に「どう？」と聞いてしまうのがいちばんの近道。大入袋を出して文句言われるより、ずっとマシです。

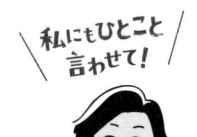

私にもひとこと言わせて！

スタッフのために「何かしてあげよう」と考えたとき、絶対にサプライズだけはやってはいけません。残念ながらほぼ失敗に終わるからです。必ずチーフクラスのスタッフに相談してください。約束ですよ。

緊急時で学んだ 大切にしたいもの

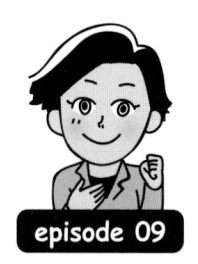

episode 09

という話。

新型コロナ騒動でみえたスタッフの姿

　2020年には、世界中の人々の生活を一変させた"新型コロナウイルス"が大流行しました。いつもとはまったく違う環境に戸惑った先生も多かったと思います。

　当時はマスクをはじめとするさまざまなモノの不足、感染防止対策はこれでよいのか、スタッフや患者さんを感染から守るためにはどうすればよいのか、悩みはつきませんでした。

　スタッフのみなさんは、どのような状況でしたか。

- 普段と変わらず、淡々と仕事をするスタッフ
- アポイントが減ったことに問題を感じていないようにみえるスタッフ
- 「感染が怖いので休ませてほしい」と訴えてくるスタッフ
- 「どうしてメインテナンスを減らさないのですか？」と詰め寄るスタッフ
- 診療の縮小を説明したら、「給料はどうなるのですか？」とお金のことばかり心配するスタッフ

- 「先生の考えていることをみんなに説明してください」と申し出てくるスタッフ
- 「先生、こんなたいへんなときこそ、みんなでがんばりましょう！」と涙が出そうなほどうれしいことを言ってくれるスタッフ
いろいろな反応があったのではないでしょうか。

どれだけ悩んでも正解はないという苦しみ

院長がめちゃめちゃ考えて、スタッフみんなのためを思って、身を削る思いで下した決断に、速攻でブーイングされたら……。ちゃぶ台ひっくり返したくなる気分にもなりますよね。

流行当時のコロナ対策では、とくに「正解」はありませんから、決断を下したほうだって、おっかなびっくりだったのかもしれません。院長のなかには、「スタッフのみんなには自分の決断を応援してほしい」という気持ちがあったのは当然だと思います。

しかし、同じような対策をとっていても、スタッフの受け取り方はさまざまです。その違いは、どこからくるのでしょうか。

スタッフにきちんと自分の言葉で話そう

一つは、いままで本書で何度もお伝えしてきた「先生の想いを口にする」ことができているかどうか、だと考えています。いままで誰も経験したことがない出来事なのですから、途中で考えが変化していくことも当然あります。やはり「話す」ことから、すべてが始まるのです。

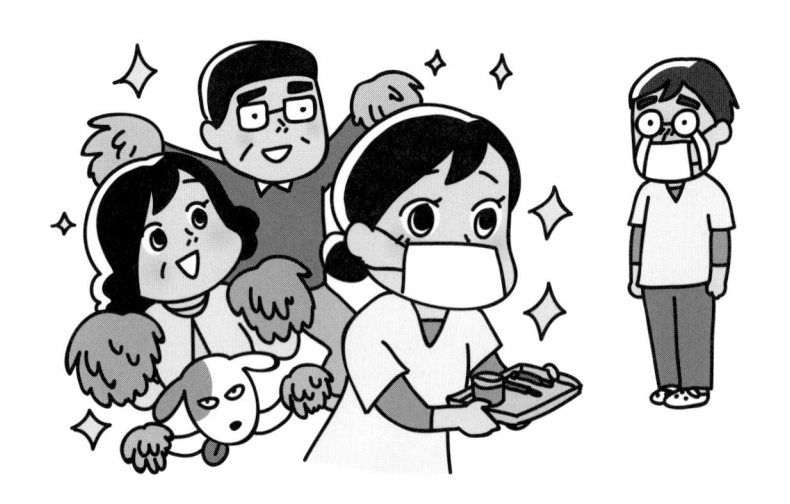

スタッフの言動に大きな影響を与える存在

　あともう一つ、当時の新型コロナ騒動を受けてよりクリアになった
ことがありました。それは、スタッフの家族の存在です。家族がこの
仕事にどんなイメージをもっているかによって、彼女たち（とくに若
いスタッフ）の言動が大きく変化してくるという事実です。同じよう
な対策を講じていても、

「みんなが家にいるときに、あなただけ仕事に行かなければならない
のはおかしい」

「それだけ先生がいろいろ考えてくれている職場なら安心ね」

　家族の言葉は、彼女たちの不安も安心も増幅させる力をもっていま
す。

スタッフの家族にも理解を得られる対応を

　この先もまったく違う騒動がわれわれに降りかかってくるかもしれません。そのようなときも、家族には彼女たちを「後押し」してくれる存在でいてほしいですよね。

　そのためには、雇用契約、有給休暇の申請、院内でのトラブル、病欠など、さまざまなシーンにおいて、「丁寧に」「きちんと」対応することです。歯科のなかだけの常識をもち出しても、一般の人には通じないことも忘れないでください。

窮地では家族が強い味方に

「勤め先の先生は、いつも親身になって娘（嫁）のことを考えてくれている」と思ってもらえることで、家族はとても強い味方になります。「仕事がつらい」と愚痴をこぼしても医院の悪口を一緒に言ったりしないでしょうし、同じような騒動が起こっても、「こんなときだからこそがんばりなさい」と背中を押してくれるでしょう。

　いままであまり考えたことがない院長も多いかもしれませんが、普段から彼女たちの後ろには「家族」がいて、その存在が彼女たちの仕事に対する向き合い方をかなり左右することを覚えておいてください。

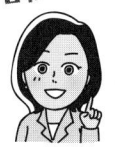

私にもひとこと言わせて！

スタッフの一人ひとりの後ろには、
家族や彼氏がいます。大きな存在です。
ましてや、子どもの存在は大きい。その人たちを
いたわる言葉がけや贈り物はとても響きます。

お父さんやお母さんで いてほしい

episode 10

という**話。**

スタッフはみんなかわいい愛娘

　院長にはお父さんやお母さんでいてほしいと、スタッフは思っています。もちろん、実の両親に対して、「マジうざい」という反応しかしない娘はいます。そんな娘の反応に、「俺のことなんてなんとも思ってないというより、いっそいないほうがいいって思ってるんだろうな」と考えるお父さんの気持ちはわかります。

　しかし、娘はお父さんに、優しいお父さんであってほしいと思っているのです。相手にしないことがあっても、言い返すことがあっても、優しいお父さんでいてほしい。理想的な娘像の欠片もない娘だとしてもです。

狭い世界から発言している娘たち

　多くの若いスタッフは、社会的な経験がそれほどありません。そもそも社会というものを理解している人は多くありません。勤務経験は歯科医院という小さな箱のなかだけ、という人もたくさんいます。ま

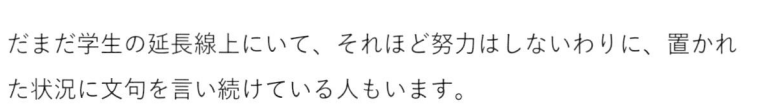

だまだ学生の延長線上にいて、それほど努力はしないわりに、置かれた状況に文句を言い続けている人もいます。

　さて、そんな彼女たちはどんなお父さん、お母さんを望んでいるのでしょう。

統率力と慈しみの両方が必要です

　院長は医院のトップです。舵取りをする船長であり、最終決定をする責任者です。大事なことを決めるのに、もごもご言ってほしくない。そこはスパッと決めてほしい。なぜそうするのかきちんと説明してほしい。頼りになるお父さんみたいにリーダーシップを発揮してほしいと思っています。

　すべての決定が納得のいくものではないかもしれない。でもリーダーなんだから、自信ある態度で、「こうします」と断言してほしいと思っています。にょろにょろと考えを変えられるたび、信頼度は激減していきます。

　また、日々愛情を注いでほしいとは言わないまでも、気にかけてくれていることが伝わってきたらうれしく思うものです。やったことやできたことを見てくれて、「いいじゃない」って声をかけてくれるだけで、また頑張ろうって思います。

　院長は、お父さんのように大きくて、お母さんのように思いやりのある人でいてほしい。スタッフたちはいつだってそう思っています。

典型的なダメな両親像は?

　いちばん嫌な両親は、尊敬できない人間です。嘘をついたり、ごま

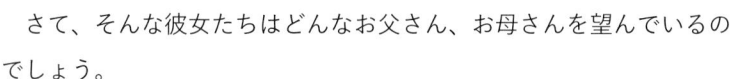

10
——
"お父さんやお母さんでいてほしい"という話。

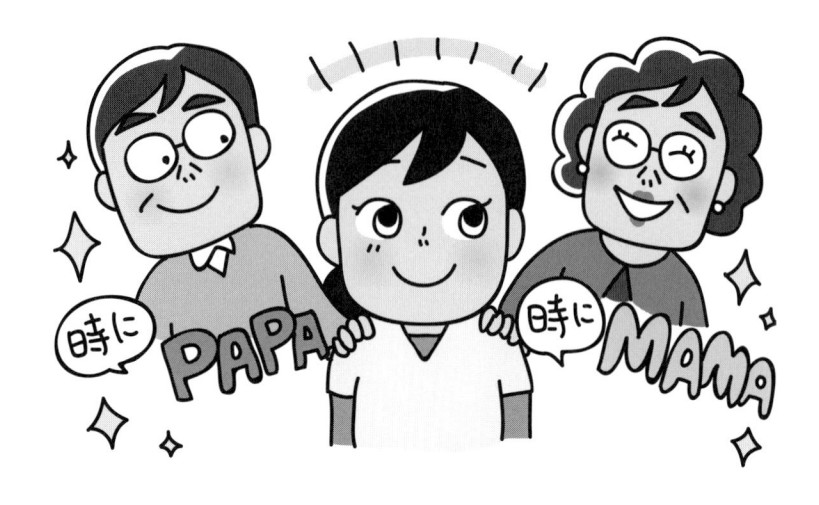

かしたり、人をだましたりしている両親は許せません。お金をたくさん払ってくれた患者さんには愛想よくして、それほど払えないお年寄りを邪険にするような院長。スタッフはこういうのをよく見ています。

　自分の失敗を誰かになすりつける、その日の気分でスタッフをしかり飛ばす、「機械の具合が悪いので新しいのを買ってください」って何度も言っているのにいつも生返事ではぐらかす院長、見られています。

　新しいのを買ってほしいというのは、患者さんのためであって、別に新品が欲しくておねだりしているわけじゃない。患者さんを痛い目に遭わせたくない、しょっちゅう作動しなくてお待たせするのを繰り返したくない。気持ちよくお帰ししたい。早く治してあげたくて言っているだけなのに……。

　患者さんを第一に考えられない院長は嫌われます。スタッフは患者

さんをいつも第一に考えている院長が大好きなのです。それ、とても大事です。

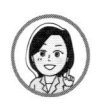

等身大のお父さん、お母さんでいよう

　お父さんやお母さんには、かっこよくて美人でいつでもセンスのよい服を着ていてほしいとは思うけど、それがいちばん大事ではありません。

　お小遣いをたっぷりくれるのはとってもうれしいけど、それだけでは両親を尊敬できない。偉大じゃなくてもいい、スーパーヒーローじゃなくてもいい、普通の人でいいのです。

　いつもきちんと挨拶をしてくれる。ちょっとお腹は出てるけど、ビシッとアイロンのかかった清潔な白衣がお似合い。患者さんにはいつもニコニコ。私たちにも偉そうにしない。家族にも優しい。小さな子どもがいるスタッフを思いやる姿をみて、周りのスタッフもうれしく感じます。

　特別なことなんていらない。人として尊敬できる両親であってほしい、ちゃんとしている思いやりのある人であってほしいだけなんです。

　先生、娘たちから慕われるお父さん、お母さんになってあげてください！

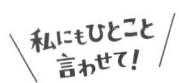

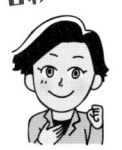

彼女たちは多くを望んでいません。優しくて思いやりがある人を求めているのです。ディーラーさんに偉そうにしない、ラボとのやり取りも丁寧、それって当たり前だよねって思っています。

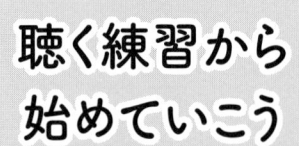

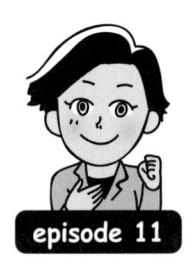

聴く練習から
始めていこう

episode 11

という **話。**

自分が話しているだけではダメ

　セミナーなどで、「スタッフとのコミュニケーションを密に行っていきましょう」と耳にする機会は多いと思います。私もよくそうお話ししています。

　ところが、「そう教えてもらったから、スタッフといろいろと話すようにしているんだけど、話が続かないんだよね。そもそも、何を話したらいいかもわからないし」という悩みもよく耳にします。

　さまざまな努力をしてみるものの、どうもうまくいかない、空気がピリついているような気がするとお嘆きの院長は、その「コミュニケーションを密にする＝自分が話す」という感覚をいったん横において、ちょっと考え直してほしいのです。

相手の存在を認めて聴くって？

　ほとんどの人は、他人の話を「意識して」聴けていません。相手の「存在を認めた聴き方」ができているでしょうか。

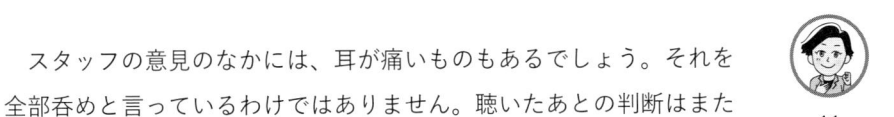

スタッフの意見のなかには、耳が痛いものもあるでしょう。それを全部呑めと言っているわけではありません。聴いたあとの判断はまた別の話です。

相手の存在を認めながら「聴く」。まずは、この練習から始めましょう。

やってみて！ 傾聴セルフチェック

「そんなことを言われても、これまでもちゃんと聴いてきたつもりです」という声があちこちから聞こえてくるような気がします。でも、「つもり」と「できている」ではかなり乖離があります。患者さんの歯磨きだって同じですよね。

ちゃんと相手のほうを向いていますか。顔を見ていますか。話に頷いたり、相づちを打ったりしていますか。自分の顔はどんな表情か意識できていますか。怖い顔をしていませんか。時間が気になって、チラチラとスマホを見たりしていないでしょうね。

３つの聴く練習にトライ！

スタッフから「院長は自分の話にしっかりと耳を傾けてくれる」と思われないと、何も話してもらえなくなります。「何を言ってもどうせ変わらない」「最終的には、院長の好きにするんだし、言うだけ無駄だ」と思われると、個別面談はもちろん、ミーティングだってお通夜のようになるのは当然です。

話している相手に「ちゃんと聴いていますよ」というメッセージを表情と態度で示しながら聴くのは、練習が必要です。なかには、練習

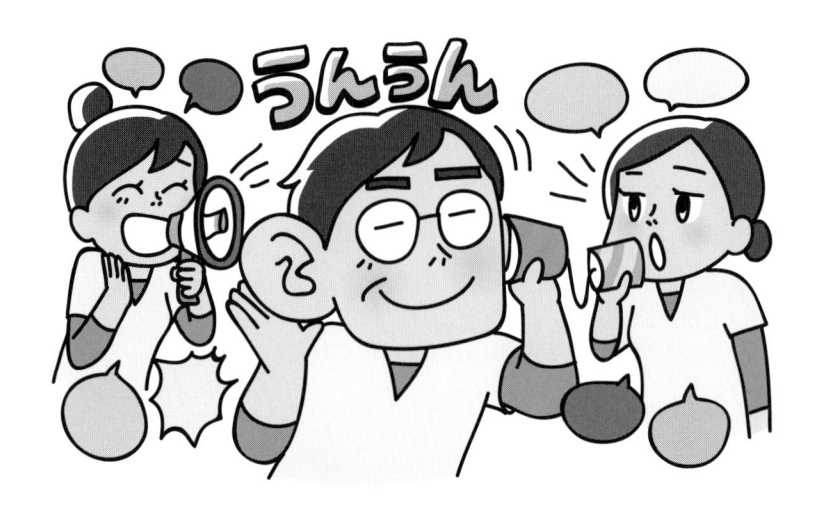

が必要ない院長もいますが、いまの時点で「なんとかして、もうちょっとコミュニケーションを密にしたい」と考えている院長は練習が必須と考えてください。

①自分の「いまの表情」を意識する練習

患者さんと話をしているときに、どんな表情（マスクの下で）をしていますか。わからなければ、周りのスタッフに確認してみましょう。

スタッフは院長の表情をとてもよく見ています。話をしたり、聴いたりするときの表情を意識することは、とても大切です。本人は意識していないのに、意外と怖い顔をして損している人が大勢います。

意識としては、「顔でリアクションをとる」というところでしょうか。少し大げさなくらいがちょうどよいかもしれません。大丈夫、練習すれば誰でもできるようになりますよ。

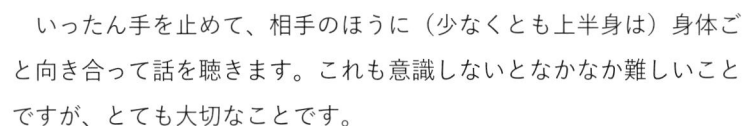

②相手の話を聴くときの姿勢の練習

　いったん手を止めて、相手のほうに（少なくとも上半身は）身体ごと向き合って話を聴きます。これも意識しないとなかなか難しいことですが、とても大切なことです。

　本人は耳を傾けているつもりでも、相手は身体が向いていないと、「話を聴いてもらった」と感じづらいからです。

③忙しいときに話を聞き流さない練習

　ついつい、「はいはい」と聞いてしまいがちですが、忙しくてその場でいったん手を止めることが難しいのであれば、あとで話を聴くことも重要です。

　「いま手が離せないから、あとにしてくれる？」「これが終わってから聞くね」という一言で、相手の受け取り方はずいぶん違います。そのまま忘れないで、「さっきの話だけど……」ってこちらから話しかけてくださいね。

流した汗は嘘をつかない

　コミュニケーションは、相手の存在を認めて話に耳を傾けることからスタートします。それは患者さんでもスタッフでも同じです。ちょっとした練習をすれば、返ってくる反応はずいぶん変わりますよ！

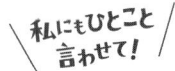
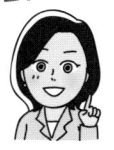

> 「コミュニケーション上手は聴き上手！」
> 一択です。

 傾聴ってどういうこと？

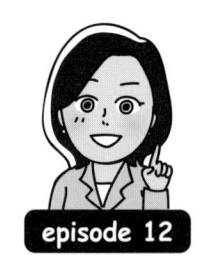

episode 12

という **話**。

話すより聞くこそものの上手なれ

コミュニケーションの基本は聴くことです。コミュニケーション上手というと、誰とでも楽しそうに、相手に合わせてさまざまな話題をしゃべることができる人というイメージですが、実際は聞き上手こそがコミュニケーション上手です。

多くの人は「自分に興味をもってほしい」「注目されないまでも無視されたくない」と思っています。他人の話を聞くよりも、自分の話を聞いてほしいのです。そして、話を聞いてもらえるとうれしくなります。ホッとしたり安心します。聞いてくれる人のことが、好きになります。

スタッフの話は心で受け止めて聴くべし

「きく」という文字には、よく使う「聞く」があります。これは耳で感じ取ること全般に使われます。ここに「心」を加えたのが、「聴く」です。

「聞く」は聴覚により自然に受け取る、何もしなくても入ってくるイメージ。「聴く」は聞こえてくることを心で受け止めるイメージ。BGM のようになんとなく耳に入ってくる音楽は「聞く」。

しかし、それを心で受け止めて「聴く」と、胸がしめつけられて涙が溢れてきたり、思わずノッてきて体が自然に動いたり、目の前にあるはずもない風景が浮かんできたりします。

会話も同じです。スタッフの言葉を心で受け止めると、その裏にある「もっと医院をよくしたいんだ！」という仕事に対する真剣さが伝わってくるかもしれない。ただやる気のなさから生まれただけの暴言が伝わってくるかもしれない。

言葉の裏にある気持ちを受け取るのが「聴く」。話の聞き方でよく使われる「傾聴」は、心の入った「聴」の文字が使われています。耳を傾け、心を向けて、相手の話を受け止めることです。

心で受け止めてはならないもの

傾聴するのは、心で受け止める必要があるときです。学術的な講義や器具の使い方などは、しっかりと耳で聞いて頭に入れます。

ただの愚痴を心で受け止めると、影響されて気持ちが沈んでしまいます。そんなものは心では受け止めず、耳だけに留めてすぐに流してしまいましょう。たいていの場合、相手は最後まで聞いてあげるだけで気持ちが軽くなってスッキリするので、そのために聞いてあげます。

相手の暗い気持ちは心で受け止めず、相手を気持ちよくするために耳だけで聞きます。いちいち心に入れて、自分も嫌な感じになる必要はありません。誹謗中傷などを心で受け止めてしまうと辛くなります。耳だけで「音」として受け取ればよいのです。BGM にもなりません。

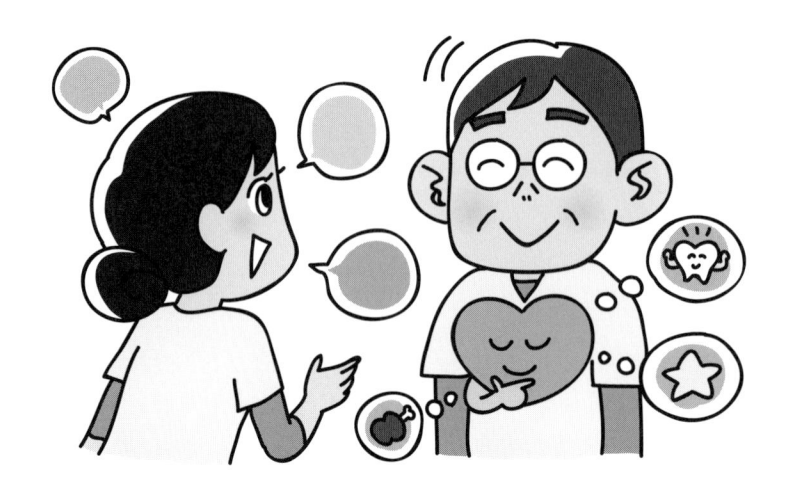

爽やかに聞き流しましょう。

明日から実践したい！　和流傾聴技法

　相手の話を聴くときは、アイコンタクトをし、動かずに聴きます。何か別のことをしながら、聴くことはできません。たとえば、次に何を言おうか考えながらでは、相手の話に集中することはできません。耳で聞こえはしますが、心で聴き取れないからです。

　私は傾聴するとき、できるだけ頭の中を真っ白にしています。何も考えずに聴くという状態です。そうやって相手の話を聴いていると、相手の気持ちが自分の心の中に浮かんできます。いま目の前の人は、不安な気持ちを吐き出してしまいたいんだとか、自慢をしたいんだなとわかるようになります。相手の話のメインテーマを理解できれば、

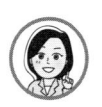

そのゴールに合わせて話を聴いてあげられるのです。

　何かを吐き出したいようなら、ただ黙って聴いてあげましょう。また、「他にもある？」と促しながら聴いてあげます。自慢したいようなら、「すごいねぇ」「そんなの聞いたことない！」と相づちを打ちながら聴いてあげるのがよいでしょう。

　少し難しいかもしれませんが、聴くというのはそういうことです。心を傾けてじっくりと相手の話を聴く習慣をつけると、相手の想いをより正確に受け止められます。それが、コミュニケーション上手な人です。

究極は口数少ない傾聴上手

　話が止まったら、「それから？」とか「他には？」と促して、話を引き出します。口を挟むのは質問するときだけです。相手の話に興味があるからこそ、質問が生まれます。このとき、自分の知識や立場をひけらかすためだけの質問はすぐバレます。相手の話をより深く聴くための質問に限ります。

　傾聴がうまくできるようになると、ほとんどしゃべらなくても、相手とのコミュニケーションが深まることを実感できます。

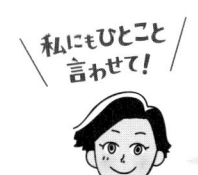

話を聴いていると、その内容に対して自分の思いがぷかぷかと浮かんでくることがあります。必ず、いったん横に置いておきましょう。「聴く」ことに集中する練習は、自分の心を守るためにも役立ちます。

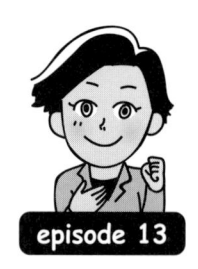

院長が
自分らしくいること

episode 13

という話。

自分の短所から目をそらすな

「自分らしくいる」。口で言うのは簡単ですが、実際にはなかなか難しいものです。

「なぜ？　どうして？」

　人は自分の嫌なところを自分で見たがらないからです。自分にとって、"自分の嫌なところ"はできるだけ隠したい、できればなかったことにしたい。ですから、できるだけ目を背けたくなるわけです。

　わかりますよ、わかります。その気持ちはわかります。でも、見ないようにしていても、決してなくなるわけではありません。それに"嫌なところ"に完全に蓋をしてしまうことはできないのです。

「どうしてできないの？」

　それは、人間関係というのは、自身の"写し鏡"だからです。

嫌いな人の正体

　心理学の用語に「投影」というものがあります。他人の「嫌なとこ

ろ」や「受け入れがたいところ」は、実は自分のなかにあるものと同じであることを意味します。嫌いな人であればあるほど、実は自分に「そっくり」であるといえるのです。

　正確には、「自分自身が嫌っている要素（自己嫌悪）を相手に投影しているので、その相手が嫌いになる」のです。

　誰でも苦手な人や嫌いな人がいると思います。しかし、その数がめちゃくちゃ多い人は、実は「自分自身のことが嫌い」「自分の嫌な部分を受け入れられていない」ことになるわけです。それは、けっこう生きづらいことかもしれません。

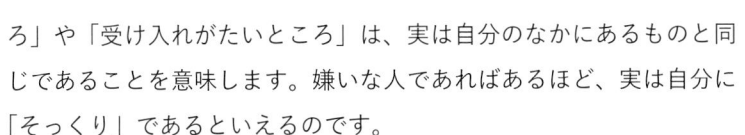

自分を相手に投影してしまうと

　たとえば、感情の浮き沈みの激しい人を嫌う人は、常日頃から自分自身の感情を抑えて生きています。自分が感情に振り回されるのが嫌だからですね。

　自分はそうやって自身の感情をコントロールして生きているのに（そして、それは実は無意識ではけっこうつらいことだったりするわけです）、相手が感情の赴くままに、自由にそれを表現していたら……。

　そりゃあ、むかつくでしょう。「なんだよ、あいつ」という感じになるのも当然です。しかし、心の奥底ではうらやましさを感じているともいえます。ホントは「うらやましい」と言ってもいいんですよ。言いたくないかもしれませんが。

パーフェクトを目指さない

　完璧な人などどこにもいないのです。自分のなかに多少凸凹したと

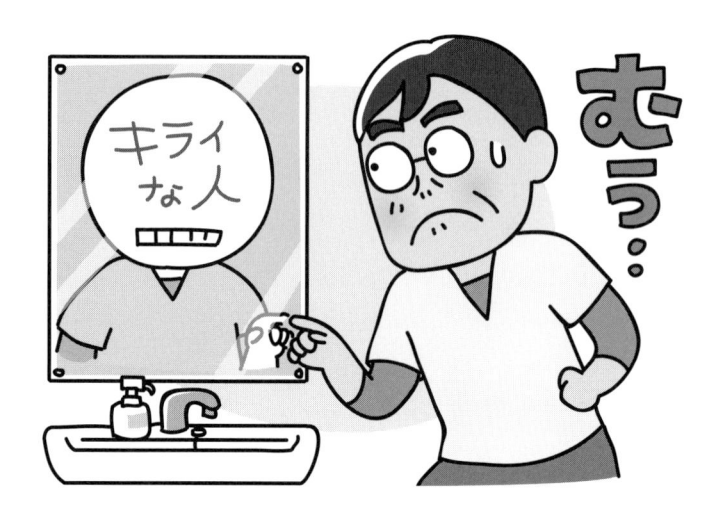

ころがあってもいいじゃないですか。苦手なところは、誰かの助けを借りればいいのです。わからなかったら、教えてもらえばいい。ただそれだけのことなのです。つまらないプライドなんて、燃えるごみの日に出してしまいましょう。

得意も苦手も包み隠さず正直に生きる

　凸凹のように凹んだところがあれば、一方で必ず「これは得意」という部分もあるものです。凹みを隠そうとすればするほど、それは人間関係のなかに暗い影を落としていきます。

　しかし、凹みをそのままさらけ出すと、あら不思議。凸の部分も際立ってくるのです。凹みはえくぼのようなもの。隠すことはありません。かわいがってやってください。

あれほど嫌いだった人が……

　院長が、ご自身の「凹み」を隠そうとせずに、そのまま受け入れられるようになると、院内の空気が変わっていきます。これは間違いありません。自分の凹みにやさしい人は、他人の凹みにもやさしくできるからです。スタッフや患者さんの凹みに対して、いちいち目くじらを立てなくなるでしょう。

　おまけの効果として、気がついたら、あんなに嫌いだった人が、それほど気にならなくなります（残念ながら、好きになる効果はないようです）。

院長が変われば、医院が変わる

　歯科医院の雰囲気や空気は、スタッフによるところが大きいとお考えの院長は多いと思います。実際にスタッフが1人抜けただけで、急に雰囲気がよくなったり、反対に悪くなったりした経験をおもちの院長もいるでしょう。

　スタッフ1人でもそうなのですから、院長が変わればもうめちゃくちゃ院内の雰囲気が一変します。保証します。まずは、苦手な人や嫌いな人の嫌なところをじっくりと観察することから始めてみましょう。

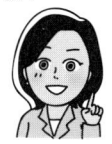

私にもひとこと言わせて！

自分と向き合うのは勇気が要ります。
ましてや嫌な部分と向き合うのは決意が必要です。
だとしてもそれひっくるめて自分です。
大切に扱ってあげましょう。

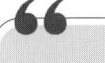

選ぶ
または選びなおす

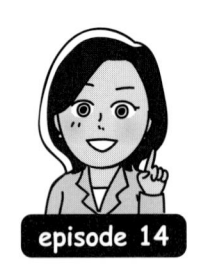

episode 14

という**話。**

医院選びは、男選び

　私はよく「医院選びは、男選び」と医院のスタッフや歯科衛生士学校の学生に話します。ろくでもない男と結婚したらどうなるか？　ろくでもない院長の医院に就職したらどうなるか？

　この2つは同じことです。家にいる時間と職場にいる時間は同じくらい。家にいる時間は寝ている時間もあるので、起きている時間は職場のほうが長い人も多い。だからこそ、まともな男を選ぶのと同じように、まともな医院を選ぶべし。

　ものすごくかっこよくてお金持ちの男と結婚できたら、そりゃいいです。ものすごく勤務時間が短くて、仕事が楽でという医院に就職できたらいいけれど、そこ、重要じゃないでしょう。本当に大切なのは、やさしくて思いやりのある相手を選ぶことじゃないでしょうか。

スタッフ選びは……？

　スタッフを選ぶときも同じです。美人でスタイルがよくて、おしゃ

れで……。それはそれでいいけれど、内面に問題があれば、その先ろくなことになりません。ろくでもないスタッフを採用して、どうやって育てるのかで苦労するよりも、やさしくて思いやりがあるスタッフを、最初は何もできないかもしれないけれど、気持ちよく育てていったほうがずっといい。

　入社させて仕事してもらわないとわからないと言うけれど、まずは挨拶ができて、アイコンタクトができて、笑顔でいる。初対面の面接で、それすらできないのに、すばらしく優秀なスタッフっていないと思う。

　私たちの仕事は「医療」です。誰かのためになりたい、誰かの幸せが自分の幸せ、そう思える人がやるべき仕事。面接で院長に対し、「あなたのためになりたい」という気持ちがまったく伝わらないのに、患者さんのためになるような仕事ってできるかしら？

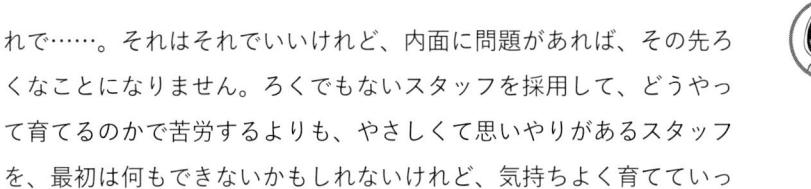

問題スタッフへの対応法

　神がかったすばらしいスタッフが応募してくる可能性はゼロではありませんが、神がかったすばらしいスタッフは、たいてい神がかった医院でこそ育ちます。まずは医院を見直してみましょう。

　毎年、人が辞めていくすばらしい医院はありません。その医院には何か問題があるはずです。新人いじめが激しいスタッフがいるのであれば、それは院長の責任です。怠けてばかりのスタッフがいるのも、院長のせいです。問題があるスタッフに責任を押し付けず、一度きちんと話してみてはどうでしょう。

　誰が見ても問題のあるスタッフも、本人は気づいていないことが多いもの。自分が周りから問題児と思われていることを理解していない

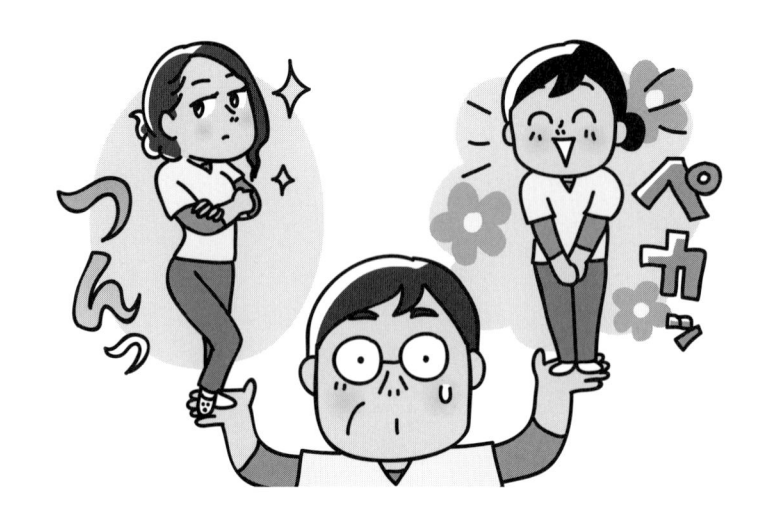

のです。それこそが問題なのに……。

　院長として、あなたのせいで苦労していること、迷惑していることをはっきり伝えます。そのときの主語は「私」です。「みんなが苦労している」という言い方ではなく、「私が苦労している」と伝えます。誰かを巻き込むような弱腰では、伝わりにくいです。自らの責任で発言することを選びます。問題のあるスタッフも、行動を変えるか、職場を変えるかを選択することになります。

幸せな院長の条件

「うちは、そういうのまったくないなぁ」と思われた院長はお幸せです。

　多くの医院の悩みは、どのような診療をしたらよいのかよりも、人

の悩みです。頭数すら揃っていない医院も多い。とにかく応募がなくて悩む医院も多いなかで、人の悩みがないというだけで、ストレス半減です。そのよい状態が続きますように。

相手への寛容さが幸せのコツ

スタッフとともに歩むということは、夫婦と同じ。相手のさまざまな問題をフォローしてあげたり、スルーしてあげたり、お互いが努力をして構築するものです。文句ばっかり言い続けて、相手が自分のことを幸せにするべきだ、なんてもらうことばかりを考えて、こちらから何も与えなければ、幸せにはなれません。

まずは、相手がどうしたら幸せになるのか、そこを考えたほうがよいです。彼氏や彼女の驚くほど失礼な発言を聞き流すとか、失敗を許すとか、困っていたら手伝ってあげるとか。できないことを代わってやってあげるとか、一緒にやってあげるとか。

そういう歩み寄りの気持ちが伝わるからこそ、相手も自分のことを大切にしてくれる。仕事も家庭も。そうじゃないですか?

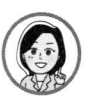
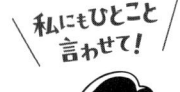

私にもひとこと言わせて!

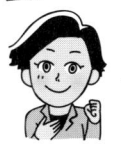

スタッフ不足で悩みすぎて、「どうしてこんな人を雇ったのですか」というような人を採用するあるある!があります。人がいなくて困ったときは、急いで誰かを採用するより、先にやるべきことがありますよ〜。

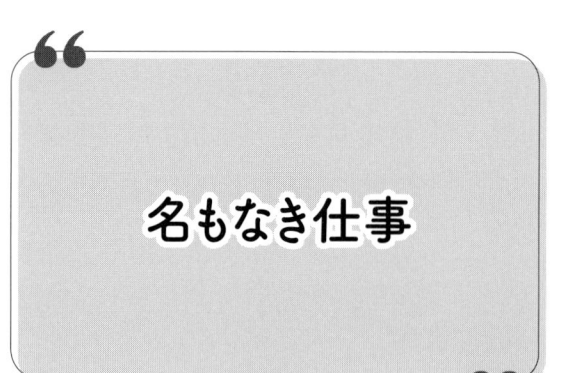

名もなき仕事

episode 15

という話。

歯科医院にもある!?　見えにくい仕事

「名もなき家事」を知っていますか？　ここ数年主婦層で話題になっている言葉です。家事といえば「洗濯」「掃除」「料理」などが思い浮かぶと思いますが、「名もなき家事」とは細かくて見えにくい、けれど絶対に必要な数々の家事を指します。

　たとえば、こんなものがあります。

- トイレットペーパーを新しいものに交換する
- シャンプーやトリートメントを補充する
- 不要な DM と必要な郵便物を分けて、不要なものを捨てる
- 空気清浄機のフィルターを掃除する

　歯科医院でのスタッフの仕事も似たような側面があります。たとえば、受付の仕事。「カルテ作成」「会計」「予約」「患者応対」といったわかりやすい仕事のほかにも、「名もなき仕事」が山のようにあるのです。

- ご高齢の患者さんや小さなお子さんがトイレを使った後のチェック ＆掃除

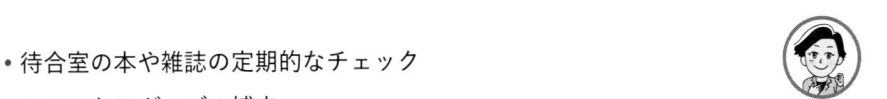

- 待合室の本や雑誌の定期的なチェック
- セルフケアグッズの補充
- 院長に届いた荷物を受け取って、院長室に運ぶ
- 郵便物やDM、カタログなどの仕分け
- 花の手入れ、花瓶の水の入れ替え
- 空調に気を配る
- 棚のほこり取り

　これらは、周りからは見えにくく、評価されづらい仕事です。そして、「名もなき家事」と同じように、誰か一人（いわゆる「よく気がつく人」になりがち）にしわ寄せがいってしまうといえるでしょう。「あるスタッフが退職したら、急に医院が荒れ始めた」という経験はありませんか。それまでは何ごともなく平和に仕事が進んでいたのに、たった1人の気がつくスタッフの退職でびっくりするぐらい荒れ果ててしまうのは、そう珍しい話ではありません。

1人の退職で院内が荒廃しないために

　では、歯科医院の「名もなき仕事」対策として、何をすればよいのでしょうか。一部のスタッフに負担をかけるのは、避けなければなりません。

　一つは「仕事の見える化」、つまり、タスク管理です。スタッフが入れ替わっても、同じレベルの仕事ができるようにすることです。

　以前、受付スタッフがなかなか定着せずに困っていた院長にタスク管理の話をしたところ、先生が「これがうちの受付業務です」と作ってくださった表を見て、「あぁ」とつい声を漏らしてしまいました。

　そのタスク管理表には、「会計」「予約」「カルテ作成」以外に何も

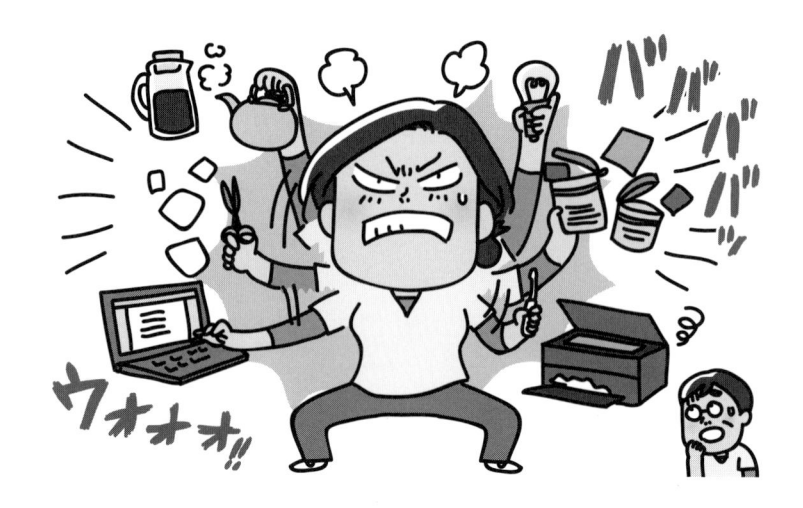

書かれていなかったからです。その院長には、「受付は楽な仕事」「誰にでもできる仕事」に見えていたのかもしれません。これではスタッフが定着するわけがないのです。

　タスク管理表は、スタッフに作ってもらいましょう。細かな仕事が山のようにあって、みんな驚くはずです。一つ一つはたいした労力も時間も必要ないかもしれませんが、「これほどあれば、いつも忙しそうにしている理由がわかる」と、院内のみんなに感じてもらえれば成功でしょう。

名もなき仕事は、お金で解決！

　もう一つは、「名もなき仕事」の負担を少しでも減らすための経営者判断です。なかには、新たな器材などを導入すれば、かなり負担が

軽減することが数多くあります。

「プリンターが、2日に1回は詰まります」

「このパソコンとあっちでは、Wordの互換性がないので……」

「スリッパの消毒の器械がしょっちゅう詰まります」

「毎日、やかんでお湯を沸かして、麦茶を作っています」

「Wi-Fiが弱すぎて……」

「待合室の天井が高いので、電球の交換はいつも大騒ぎです」

「ガーゼを切って、それぞれの用途に合わせて折っています」

「咬合紙は2種類の大きさに切って、この缶に入れています」

　もしかしたら、「それのどこが負担なの？」と思われる院長もいるかもしれません。

　なるんです。ならないと断言するのなら、ご自身でやってみたらよいです。「ええ？　こんなに時間かかるの？」って思いますから。時給に換算してください。ちょっとお金を節約しようとして、代わりに失うものがかなりあることがわかると思います。

　毎日の小さなイライラは、確実に仕事へのモチベーションを蝕んでいきます。まずは、「見える化」から始めていきましょう。

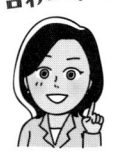

私にもひとこと言わせて！

家での「名もなき仕事」担当は私ですが、
トイレットペーパーがなくなったまま放置とか、
めちゃくちゃイラッとします。

　　　　……新しいのつけとけや！✧

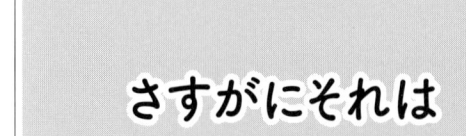

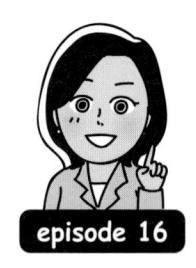

さすがにそれは

episode 16

という話。

スタッフはお見通し

スタッフが医院を辞めるには、それなりの理由があります。その一つが待遇の悪さです。「何を贅沢言っているんだ」と思うこともありますが、「そりゃ辞めるよね」というか、「よくいままでそんなとこにいたね」と思うこともあります。

人が辞めると、求人だの引き継ぎだの教育だのとたいへんです。お金もかかります。育てる努力より、辞めさせない仕組みを作るほうが先決でしょう。待遇が改善されなければ、新しく入った人も辞めてしまいます。

しかし、客観的にみるとひどい待遇でも辞めない人もいる。だから、院長は「このくらいいいだろう」と続けてしまう。そのうちどこからがブラックで、どこまでかグレーなのか、境目がわからなくなっていく。クレームを言うスタッフに、「患者さんのために多少は我慢してもらいたい」と言うけれど、お金のためにやっていることは、みんなお見通しです。

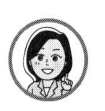

スタッフとの約束を守ろう

　昼休みが1時間あることになっていても、連日午前中の診療がずれ込む。片づけや会計をしていると、お昼ご飯を食べ始めるのは、たいてい30分後という医院は少なくないでしょう。予定より長引くことがたまにあるのは仕方がないとして、さすがに毎日はないでしょう。原因は、予約時間の予測違いか、延びるとわかっていてやっているのでは……。

「医療なんだから仕方ない」と言われることがありますが、昼休みはスタッフとの「約束」です。守らなくてよいことではありません。自分は決めごとを守らないのに、スタッフにだけは守らせるなんてあり得ない、そうスタッフは考えます。逆に、終了時間をきちんと守っているのなら、「僕は時間を守っているのだから、君たちも時間を守るべきだ」と言うこともできます。

　休み時間にも治療の予約を入れる医院があります。さすがにそれはどうかと思う。他に空いている時間がないという理由だそうですが、休み時間は院長が勝手に短くしてよいものではありません。

毎日診療が延びるのはなぜ？

　勤務時間も同じです。毎日診療が延びるのも、スタッフはもう慣れっこかもしれません。でも、診療終了時間に、明日でもいいような内容の急患予約を入れていませんか。一般の会社と比べて、歯科医院は拘束時間が長いです。長期に勤務してほしいのであれば、診療時間の延長は極力避け、終了時間は守るべきでしょう。

　でも、痛みのある患者さんならば、その日のうちに診てあげたい。

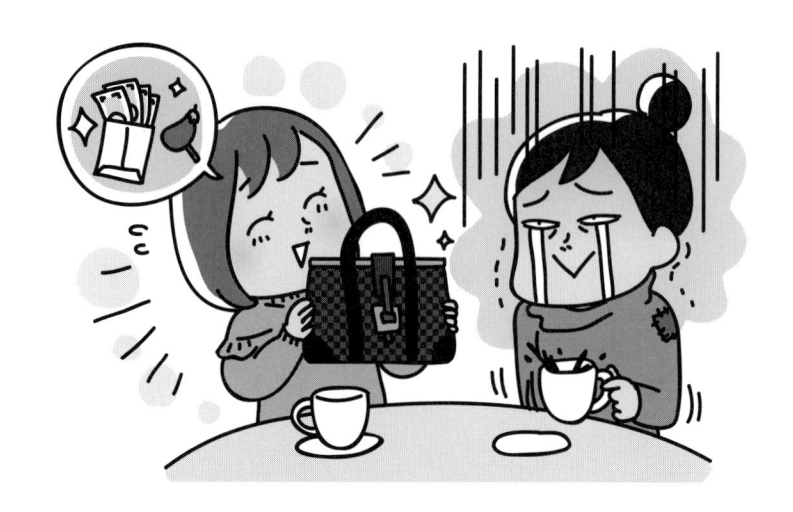

不自由な患者さんを治療してあげるのはよいとして、それはスタッフを帰らせて、院長一人でやる覚悟で受けたらどうでしょう。心優しいスタッフが「残ります」と言ってくれたなら、手伝ってもらえばよいでしょう。むしろ、そう言ってくれるスタッフがいない時点で、院長の日ごろの行いを振り返るチャンスかもしれません。家庭の事情もありますが、困って来院する患者さんと院長を残し、知らんぷりして帰ってしまうスタッフならば、選び方に問題があるのかも。一度話し合ってみてはどうでしょう。

その待遇は妥当か

医院の事情もあるのでしょうが、給料は少ない、昇給はない、賞与もものすごく少なくて、あやうく出ないことも多い。福利厚生は何も

なく、保険も年金も自分で払うという医院に長く勤めようと思うスタッフは多くありません。

　同級生たちと手取り金額を比較し合うことは稀ではないですし、友人からボーナスで購入したというゴージャスなブランド品を見せられれば、求人サイトをチェックしてみようという気になります。サイトの中間層くらいの給料や賞与は出しておくほうがよいでしょう。あまりに低い金額は、モチベーションの低下にも繋がります。

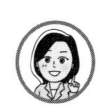

第三者の意見を聞いてみる

　有給休暇が１日もない医院もありました。さすがにそれはまずいです（労働基準法違反）。いちおう規程上はあるんだけどスタッフがとらないから、みたいな理由にして、ごまかし続けている。理由があれば、休んでよいことにはしているそうですが、さすがにねぇ。

　自院がその「さすがにまずい」医院かどうかは、なかなか自分ではわかりにくいものです。一度、スタッフが辞めないお知り合いの医院の院長に、客観的な意見を求めてみるのはどうでしょうか。いつも求人で頭を悩ませているのは、つらいものです。人が辞めないヒントをもらえるかもしれません。

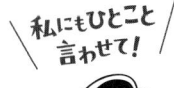
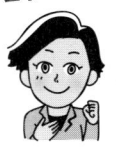

さすがにそれは、と感じるような医院の院長は言いわけをします。
「ほんとはどこも同じでしょう？　表に出ている条件なんて見せかけでしょう？」と言うのです。
まあ、思うのは自由、一生求人に困るだけの話です。

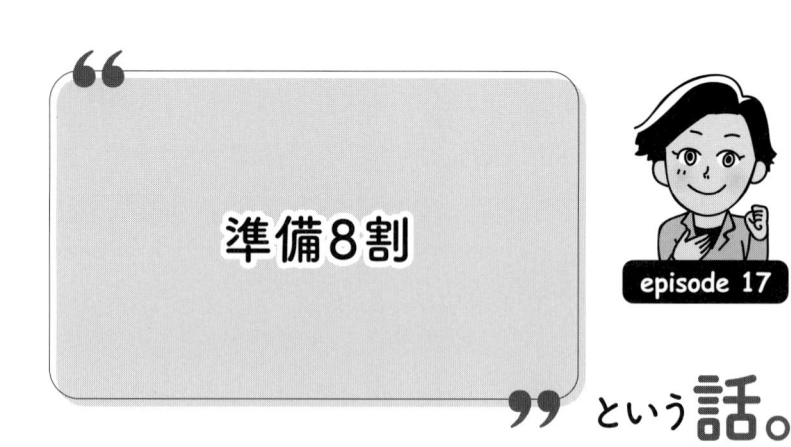

準備8割

episode 17

という話。

見て覚えなさいは昔の話

　春はさまざまな新しいことがスタートする季節です。新人スタッフが入職してくる歯科医院も多いでしょう。世間では就職難の話をあちこちで聞きますし、実際歯科助手の求人に4年制大学の新卒が応募してくることも珍しくなくなりましたが、それも一部の話です。歯科医院の求人難は、ずっと続いています。

　「4月から待望の新人さんがやってくる！」となったとき、考えておかなければならないことは何でしょう。そう、それは教育カリキュラムです。

　毎年新人スタッフが入職してくる医院は、当然それなりのカリキュラムがあるはずです。だいたいこのくらいの期間でこれから教えて、いつごろにチェックして、このくらいから患者さんを診てもらって……という育成計画です。

　読者のみなさんの医院にも新人用の教育カリキュラムがあると思います。えっ、そんなものはないですって……。新人スタッフに長く活躍してもらうためにも教育カリキュラムは欠かせません。作るのはた

いへんですが、一度できてしまえばあとは更新だけ。何事も事前の準備が重要です。

端折ってはならない新人教育

　教育カリキュラムは、歯科衛生士でも未経験の歯科助手でも同じように必要です。なかには「未経験ならともかく、3年も歯科衛生士学校に通って、国家試験にも合格しているのだから、ひととおりのことはできて当然なんじゃないの？」とおっしゃる院長もいます。

　ご自分の1年目のころを思い出してください。あるいは、1年目の勤務医を雇うことを想像してみてください。同じです、同じ。ご自身のことを振り返れば、即「そりゃ無理だよ」とわかるのに、スタッフのことになると、途端にいろんなことを短時間で行わせようとしてしまうのって、いったい何なのでしょう？

新人スタッフを迎え入れる前に

　毎年3月は、新人スタッフを迎える準備月間にしましょう。だいたいにおいて、ちょっとゆったりモードの1月、2月が過ぎると、歯科医院は次第に忙しくなる傾向があります。4月は確実にバタバタします。

　器材の収納場所はわかりやすいでしょうか。無駄な在庫はありませんか。引き出しに貼ってあるシールとまったく別のものが収納されていませんか。既存のスタッフは、中身を覚えているので、そんなことは気にしないでしょう。でも、新人スタッフは確実に混乱します。

　診療マニュアルも見直しておきましょう。いまは使っていない器具や材料が載っていませんか。新しい内容に差し替えましょう。朝の準

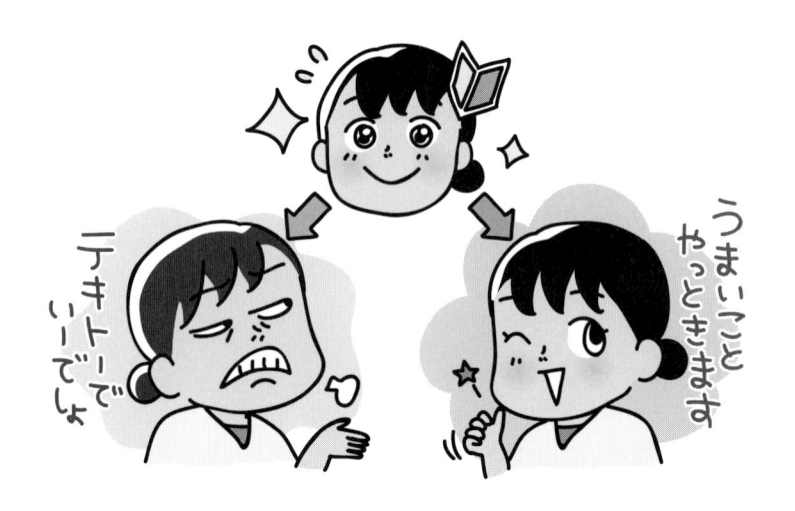

備や夜の片づけの手順も、みんなで再確認しておきましょう。人によって微妙に違う内容を教えることは、避けなければなりません。

新人加入は院内見直しのチャンス

　とくに、いまのスタッフがベテランばかりで、数年ぶりに新人スタッフを迎える医院では、入念に準備しておきましょう。

　毎日何気なくしている仕事も、気づかないうちに我流になっているかもしれません。長年勤めているスタッフばかりの医院では、院長が知らない間にさまざまな作業が変なふうに改定されていることが、割と見受けられます。この機会に「誰にでもわかりやすく、覚えやすいシステム」に見直すことが大切です。

　教育カリキュラムも確認します。医院の状況によっては、以前より

も短期間で教育を進めなければならないかもしれません。実際に教える立場のスタッフと院長で擦り合わせが必要になってきます。

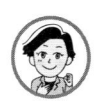

朱に交われば赤くなる

　新人スタッフを育てるには、それなりの時間と手間がかかります。新卒であれば、職業人としての訓練のほかに、社会人としての知識や常識なども習得する必要があります。挨拶、態度なども誰かが見本を示さなければなりません。また、ユニフォームの取り扱い、身だしなみ、スタッフルームの使い方、昼休みの過ごし方など、新人スタッフが来る前に、院内のルールをチェックし、問題があれば改善しておきましょう。

　菓子が山盛りでみんなのバッグが散乱しているスタッフルームで、新人スタッフがしっかりと育つと思いますか。院長や先輩がよれよれのスクラブのままでも平気なら、間違いなく新人スタッフも同じように育つと思いませんか。

　新人スタッフに長く勤めてもらうためにも、また新人教育をできるだけスムーズに進めていくためにも、いまの環境を見直し、準備しておくのはたいへん重要です。

　準備8割。心に余裕をもって、笑顔で初出勤を迎え入れましょう。

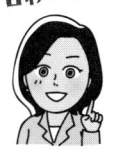

私にもひとこと言わせて！

新人は先輩に染まります。
合わなければ辞めます。
こんな先輩にはなってほしくないと思うなら、
まずは先輩の教育からです。

改革の日は今日です

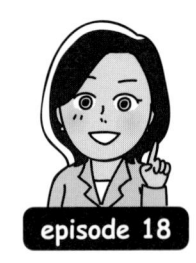

episode 18

という **話。**

気がつけばずいぶんと……

長く続くことには意味があります。しかし、長くなれば傷んできたり衰えたりするもの。傷みは気づかないまま徐々に進むものです。

前項で杉元さんが書かれていましたが、院長がヨレヨレのスクラブのままでも平気なら、間違いなく新人スタッフもそう育ちます。でも、スクラブは徐々にヨレヨレになるので、見慣れてしまう。一度見直してみると、「あれ、これってずいぶん汚れているんじゃない?」と気づくかもしれません。

よい機会です。あなたも新しい一歩を踏み出しましょう。クリアーな目で医院を見直し、改めましょう。年末の大掃除を終えてすっきりとした診療室を思い出して。いつも気持ちいいですよね。何かが始まる気がします。さあ、スタッフと医院ツアーを始めましょう。

歯科医院ふしぎ発見!

メモ帳片手に医院の外観から気になるところをチェックします。汚

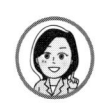

れた看板、積み上げられた空っぽの植木鉢、薄暗い電気、へたったスリッパなどなど。日々の診療に追われていると気づかない問題を探します。

　毎日通っていて見もしなくなった汚れた看板は、前を通る住民や通院している患者さんには、荒れた医院の象徴のように見えているかもしれません。脚立を持ち出して看板を拭くのに、たいして時間はかかりません。高くて手が届かないところなら、この機会に業者へ頼みましょう。

「また使うかも」と置いてあるその植木鉢は、出入りのときに邪魔で、見た目もよろしくありません。次の燃えないゴミの日にまとめて捨てればよいのです。そのマイナスは、植木鉢購入の節約を上回ります。

　へたったスリッパは、いっそ全部新しくしてしまってはどうでしょう。単に医院がきれいになるだけではありません。患者さんも気持ちよくなります。

　こういうことを定期的に行うと、スタッフは汚れたものに目が向くようになるので、普段から掃除を徹底するようになります。そこに価値をおく医院だと理解するからです。まさにスタッフ教育。

　医院の価値観を伝えるよい機会です。あるでしょう。何年も使っていない試供品のセメント、久しく開けていないカオスな引き出し、塗装の剝げた戸棚、大昔の雑誌。待合室、診療室からスタッフルームまで、くまなく書き出しましょう。

チェックリストを遂行しましょう

　チェックリストは、みんなで共有しましょう。重要なのは、リストを放置しないことです。スタッフは「こんな面倒くさいこと、やらせ

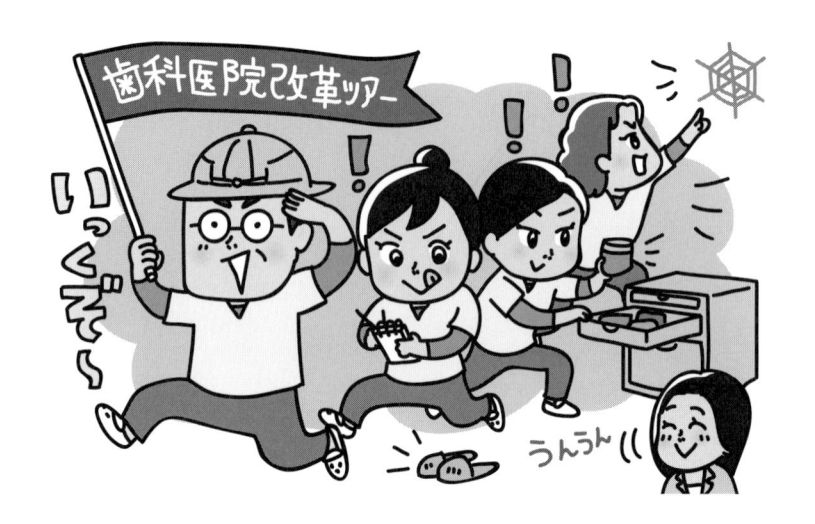

ておいて放置かよ」という気分になります。

「夏休みどこに行きたい？」って聞いてくるから提案するのに、なんのかんのと理由をつけて、結局どこにも行かない。「なら聞くなよ」って腹立たしい。そんな気分になるのです。

　やると言ったことは、最後までやる。当たり前のことをきっちりやるからこそ、スタッフから軽く扱われなくなるのです。

新人の着眼点軽んずべからず

　新人スタッフがいれば、新鮮なアドバイスがもらえるでしょう。思ってもみなかったことを指摘してもらえるかもしれません。もちろんそこで、「それは何度も言われているんだけど、大きさ的に無理なの！」なんていちいち言い返していたら、もう二度と何も言ってもら

えなくなります。

　ここまで本書を読んだみなさんなら、もうおわかりですよね。「それは何度も指摘されているんだよ。よいところに気づいたね。大きさ的に無理なんだけど、いつか改装するときに直すんだ」とそのセンスを褒めましょう。

問われる院長の決断力と改革の断行

　チェックした項目は、「すぐやる」「担当を決めてやる」「やらない」の３つに分けます。やらないと決めることも重要です。できないこともあるでしょう。ものすごくお金がかかることもある。やることで別の問題が生じることもある。それならば、これはいまやらないと決めればよいです。それなりに手間がかかることは、担当と期限を決めてやり遂げます。

　こういうのを定期的に行っていると、何かを変えることが習慣化します。問題を残したまま日々の診療を続けるのって、ストレスではありませんか。

　「こうすればいいのに、ああすればいいのに」と言い続ける日々には、もうサヨナラ。改革の日は今日です！

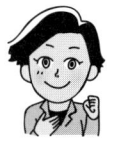

私にもひとこと言わせて！

　「これはいまはやらない」と決めるのも大切なことです。やれることだけふわっとやって、あとは見て見ぬふりがいちばんよくありません。理由はいろいろでしょう。でもそれをきちんと伝えることが大事なのです。

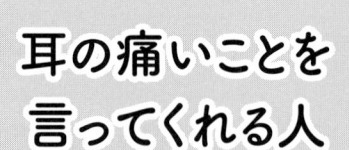

耳の痛いことを
言ってくれる人

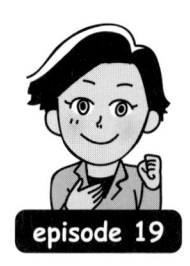

episode 19

という話。

友人の治療で気をつけたいこと

先生方の歯科医院には、プライベートでお付き合いのある方が治療に来られていますか。学生時代からの友人や家族ぐるみで交流している方は、みなさんきちんと定期的なメインテナンスを受けていらっしゃるのではないでしょうか。

本当の友人は、補綴治療や子どもの矯正治療の治療費を値切ったり、自分の都合ばかりを主張して、空きのない時間帯に無理やりアポイントをねじ込もうとしたりはしません。

時々いますよね、そんな患者さん。急に電話をかけてきて、「詰め物が取れたので、すぐに診てくれ」と声高に指示する"自称院長の友人"。スタッフにとっては、正直迷惑でしかありませんし、相手の気持ちを考えられないような人は、友人でもなんでもありません。

本当の友人の振るまいとは？

そのような人のわがままを通せば、その時点でスタッフの院長評価

も爆下がり確定です。ましてそれが一度や二度、一人や二人でなかったとしたら……。「うちの先生は、ろくな友だちがいない情けない人」というレッテルを貼られてしまいます。

「いや、こっちだって迷惑しているんだよ。でもなかなか断れないんだよ」という院長の都合には、誰も耳を貸しません。むしろ、「院長のせいで、私たちが振り回されているんです」と思われてしまいます。

　本当の友人は、スタッフに対して腰が低く、丁寧に対応するはずですし、わがままを言ったりしません。毎回手土産を持参してくれるありがたい方もいるでしょう。

　なかでも、院長や歯科医院にとって、"耳の痛いこと"を直接話してくれる友人がいちばん大切です。そのような友人は、身近にいらっしゃいますか。院長にとっても、歯科医院にとっても、たいへんありがたい存在なのです。

言いづらいことをずばり言ってもらえる

「こんなことを言うのは、ちょっとどうかと思ったのだけれど、黙っておくとよくないと思ったし、もし君が気づいていないのだとしたら、やはり問題だと思うから話すね」といって苦言を呈してくれる友人の存在は大切にしなければなりません。

　スタッフと毎日顔を合わせて、お互いに忙しくしていると、以前は気になっていた課題でも、次第に見えなくなってしまうことがあります。どのような風景でも毎日見ていると、それが日常の風景になってしまうからです。

　本当は以前からほんの少し気にかけていたのだけれども、ふわっと放置していた問題について、真正面から指摘されるのはけっこうつら

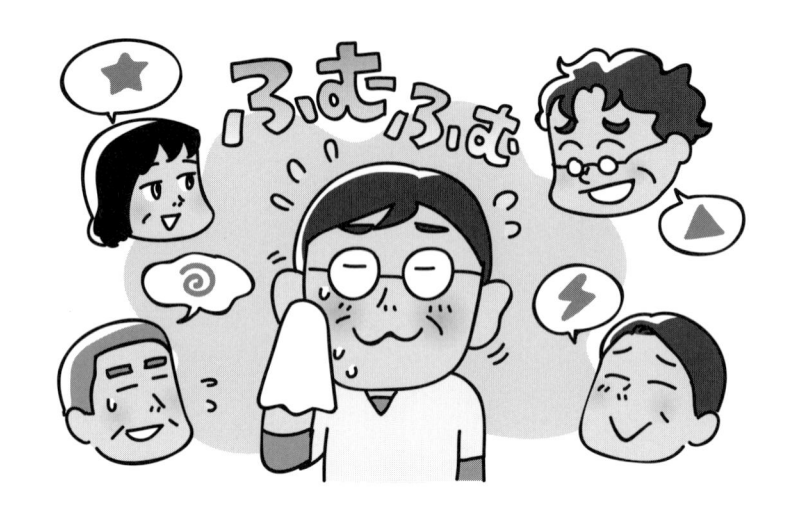

いですが、そのようなことを"わざわざ"指摘してくれる友人は、そう多くありません。

異業種の声に耳を傾けよう

　とくに異業種の友人からのアドバイスは大切です。長年どっぷりと歯科に浸かってしまっていると、気がつかないことを指摘してもらえるでしょう。

「うちは、ずっとこれでやってきたのだから……」と言い訳して、耳の痛いことをいう人を遠ざけていませんか。

「歯科の世界は、特殊なんだよ」とつぶやいて、せっかくの意見や指摘を聞かなかったことにしていませんか。

　患者さんのほとんどが"異業種の人"なのです。そしてほとんどの

人は、何か思うことがあったとしても、医院から黙って去っていくだけです。ご自身とは異なる視点から助言してくれる友人を大切にしてほしいと思います。

外部の評価を積極的に取り入れるべし

「いまの開業エリアは、もともと自分の地元ではないから、プライベートでなかよくしている人は、患者としてうちには来ないよ」とおっしゃる院長もいるかもしれません。

だとしたら、まずは院長ご自身が地域や社会に出ていっていろいろな人と知り合うことから始めましょう。そこで知り合った人に、ぜひ治療やメインテナンスに来てもらいましょう。もちろん、「無料で治療しろ」「休み時間に診ろ」という人は、断固として断ってください。

きちんとした考え方をできる人や約束を守れる人だけを院内に招き入れてください。そのなかから、忌憚のない意見をくれる人の存在が、院長にとっても医院のマネジメントにとっても、大切な存在になっていくでしょう。

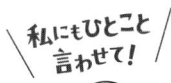

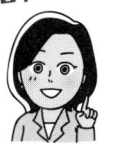

耳の痛いことはとても大切なことです。だからこそ響くのです。心を動かします。覚えておきましょう。

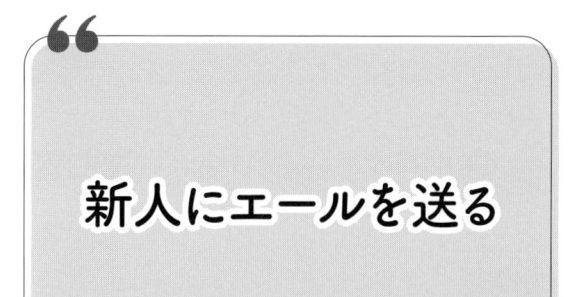

新人にエールを送る

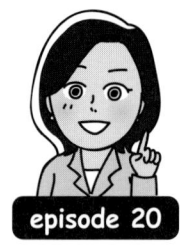

episode 20

という話。

就職して2ヵ月経った新人の気持ち

就職から2ヵ月後は、新人スタッフの命運が分かれるころです。素敵な先輩から教わって、いろいろとできるようになり、この仕事のやりがいを感じ始めているころかもしれませんし、その一方でいつまで経っても何もできず、「私にこの仕事は向いていないんじゃないかな。もう辞めようか」と考え始めるころでもあります。

まだ2ヵ月ですよ。たった2ヵ月目の新人ちゃんに、「向いていない」とか言われても困るし、「何もできない」って言われても困ります。2ヵ月くらいでできるようになる簡単な仕事ではありません。

この2ヵ月でできるようになったことは、確実にあります。物の名前を覚えたし、置き場所も覚えたし、できることは思いのほかあるでしょう。

そりゃあ、こちらとしてはもっと覚えてほしいし、もっと動けるようになって、使える人になってほしいと期待はするけれど、まだ2ヵ月。

「(それなりにでも)よくやったね、(それなりにでも)頑張ったね」。

新人スタッフができるようになったことを確認し、エールを送ってあげましょう。

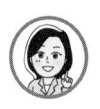

お金を受け取って感謝される仕事

　最初はできないことやわからないことばかりで、褒められることよりも叱られることが多くて、毎日がつらくなるのは、院長のみなさんも新人のころに経験済みですよね。

　でも、この歯科という仕事は本当によい仕事です。やりがいに溢れている。毎日患者さんからかけられる感謝の言葉。しょっちゅう「ありがとうございます」と言われます。

　新人スタッフでも同じです。倍以上の歳の差がある患者さんからも、感謝の言葉をかけてもらえます。こんな幸せな仕事ってなかなかありません。誰かのためになっていることが実感できる毎日。しかもその幸せは、これからもずっと続くのです。

　スーパーのお姉さんがめちゃくちゃ早く精算してくれても、「ありがとう」って声に出してなかなか言わないですもんね。歯科医院は、やりがいを感じやすい職場です。

いまは曇りでも将来待っている快晴の日々

　歯科衛生士なら、プラークべっとりだった患者さんが次の来院時に「歯磨き頑張りました！」って自慢げに言ってくださる。こちらの治してあげたいという気持ちが伝わって、めちゃめちゃうれしい！

　深かったPPDが、SRP後の再検査で見事に浅くなっている。「ヤッァ！」、ゲームで高得点獲得したときみたい！

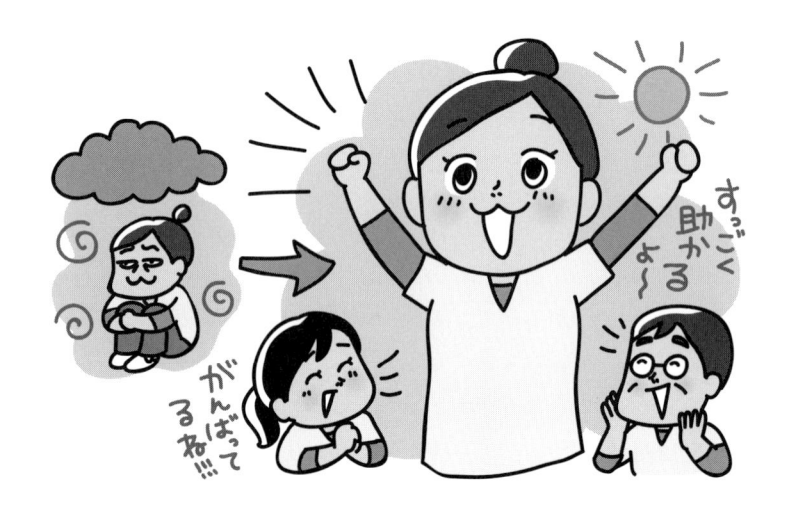

　先日、セミナーに参加してからは、いままでしどろもどろだった説明が一変し、スルスルと言葉が溢れてくる。そんなエピソードなら、いくらでもあるでしょう。

　いつもニコニコ笑いながら、「また先生に怒られちゃうなぁ〜」とメインテナンスに来院するおじいさん。来院前に気合いを入れて磨いて、通院を楽しみにしているくせに、そもそも私、おじいさんを怒ったことなんてない。むしろ、怒られたいくらいに甘えているくせに！そんな患者さんとのやりとりが、また楽しいのです。

　よいことはたくさんあります。新人にこれから始まる素敵な物語を教えてあげましょう。目の前の曇天に阻まれて未来が見えない新人たちに、その先にある快晴の日々を示してあげましょう。

院長や厳しい先輩も昔は新人

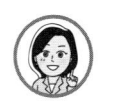

　新人さん現状報告会の時間を設けましょう。いままでにできるように　なったことを報告し合います。「よくやってるよね」「最初のころとは大違い」「すごく助かってる」などと院長、先輩たちから直接エールを送ってあげましょう。

　できていないことは、「これからの課題」として話します。「できていないのは、これとこれ」と暗い過去を数えても、未来への元気はわきません。いままでのことは一度リセット。次のハードルとゴールを決める時間にします。

　先輩たちに、自分が新人だったころの失敗談や、いまとなっては笑い話になった暗い過去を話してもらうのもよいでしょう。厳しいと思われていた先輩たちと新人との距離が縮まることでしょう。

歯科医院の仕事に就いた幸運

　新人ちゃんたちは、まだまだ目の前のことがたいへんすぎて、この仕事を選んだラッキーについて考える余裕もない。だからこそ、経験者として「大丈夫だから」とエールを送ってあげましょう。

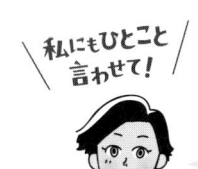

私にもひとこと言わせて！

「先輩と比べて何もできません」と泣く新人がいます。「誰も比べたりなんてしてないよ。比べていいのは過去の自分だけだよ」と伝えてあげてください。食事と睡眠がとれているかの確認もお忘れなく！

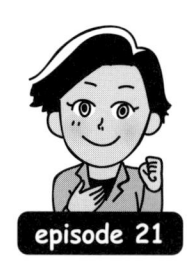

人にしかできない 仕事に注力する

episode 21

という話。

将来歯科医院からスタッフがいなくなる？

　歯科業界は昔からずっと人手不足。なかには「うちは採用で困ったことはないよ」と言う院長もいらっしゃるかもしれませんが、スタッフを採用しようと募集を出しても、応募の問い合わせすらないことも多いのが現状ではないでしょうか。

　将来、日本の労働人口は減少していくと予想されますから、いままでより人材確保が困難になることは間違いありません。

　したがって、医院経営を考えたときに、スタッフ教育にしっかり力を注いで、1人ひとりの能力を高めていくこと（個々人の生産性を上げること）が、非常に重要なテーマだと考えています。

自動精算機が注目されている理由

　また、限られた人材の有効活用について、経営者としてもう一つ考えてほしいことがあります。

　それが、「人にしかできない仕事に注力させる」ことです。たとえば、

会計業務。自動精算機は以前よりもずいぶんとコンパクトになって、取り入れやすくなりました。

　たしかに、自動精算機がなくても会計はできますし、取り入れやすくなったとはいえ、安い買い物ではありません。それを「いまでもできているのだから、うちにはもったいない」と思うのか、それとも「お金を扱うスタッフの心理的負担を減らし、空いた時間で患者対応を充実させる投資である」と考えるのかは、院長次第といえるでしょう。

その作業って本当に必要ですか？

　もっと細かいところでいえば、ガーゼ切りや綿栓作り、咬合紙切りやワックス切りなどもあります。一つ一つは単純な作業ですが、これらの準備に膨大な時間を費やしている医院は、意外と多いのではないかと考えています。作業コストは院長からは見えにくいもの。そして、実はこれらの単純作業は、頭を空っぽにしてのんびりできるので、スタッフにとっては「逃げ」の仕事でもあるのです。

　「あの人は、いつも誰でもできる作業ばかりやって、もっとたいへんな仕事を自分から進んでやろうとしない」、反対に「あの人は（評価されにくい）目立たない作業を嫌がって、私に押し付けてくる」とスタッフから文句が出た経験のある院長も多いのではないでしょうか。

設備投資と人材の有効活用、どちらが得？

　いまは人が単純作業でいちいち作らなくても、いろいろな規格の滅菌済みの既製品がかなり安く揃います。たしかに、自分たちで切ったり滅菌したほうが材料費は下がるでしょう。でも、いちばん高いのは

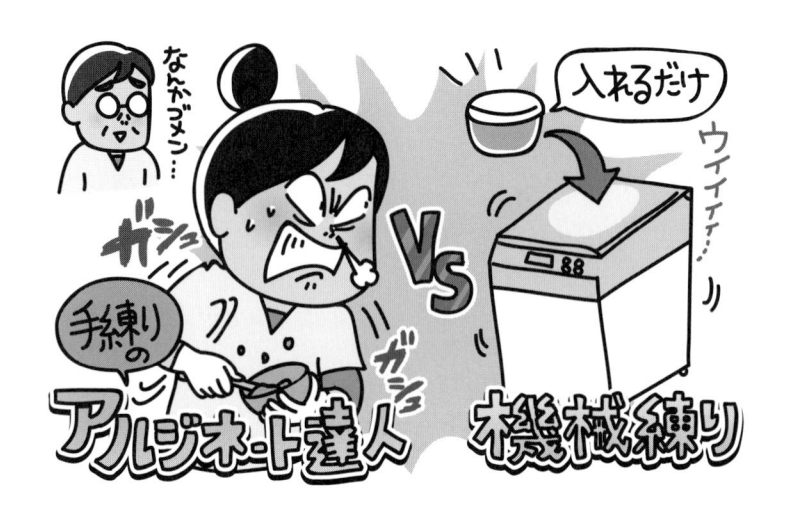

人件費です。もろもろの材料の準備にかける時間を「患者さん対応」
に回したほうが、ずっと効率的ではないでしょうか。

　もちろん、最終的な決定権は院長にあります。これらの作業をさせ
るために「雇っているのだ」と考えるのであれば、それはそれであり
だと思います。

　このほかにも、印象練りや石膏流し、器具の洗浄やオイル注入など、
機械化することによって得られるものは、時間の効率化だけではあり
ません。仕事レベルの均一化も図れますし、教育コストの削減にも繋
がります。

達人が重宝されるのは昔の話

　このような話をすると、次のような質問が出てくることがあります。

「それはスタッフを甘やかすことにならないだろうか？」

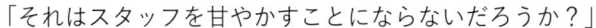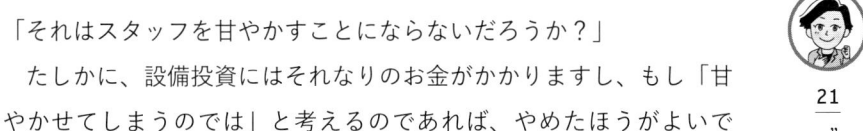

たしかに、設備投資にはそれなりのお金がかかりますし、もし「甘やかせてしまうのでは」と考えるのであれば、やめたほうがよいでしょう。

手練りのアルジネート達人、綿栓・綿球作り達人、ガーゼ切り達人、レジ合わせ一発クリアー達人として、「これらのミッションをクリアーしなければ、うちのスタッフとしては務まらない」とおっしゃるのであれば、それはもうエールを送るしかありませんが、もう一度よく考えてみてほしいと思います。

デジタルを活用し、アナログから脱却へ

私たち医療従事者は、「対人」の仕事です。そして、限られた人員で働いています。そのような状況下で、できるだけ機械化を図り、仕事の内容を精査して効率化し組み直すことは、たいへん重要ではないでしょうか。

人には、人にしかできない仕事を。

このことをぜひ頭のどこかに置いてほしいですし、人が行ってきた仕事の機械化について、スタッフさんと一緒に話し合ってみてはいかがでしょうか。

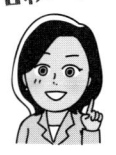

私にもひとこと言わせて！

ガーゼを折っている医院で、
「なんで滅菌ガーゼ買わないんですか？」と尋ねたら
「手が空いてる人がいるから」と言われました。
その人要ります？

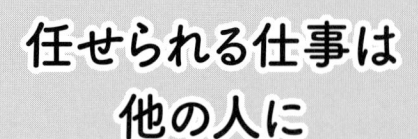

任せられる仕事は他の人に

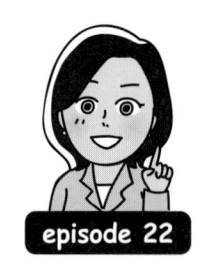

episode 22

という **話。**

ピークタイムの強い味方 "サプライスタッフ"

前項で杉元さんが書かれていました。「人には、人にしかできない仕事をしてもらい、機械化が可能なことは機械に」と。歯科医院には、診療以外に「雑用」と呼ばれる仕事がたくさんあります。準備や片づけ、滅菌、消毒の作業などが該当します。避けて通れぬ仕事ですが、やるのは有資格者でなくてもよいかもしれません。

忙しい時間帯には、それらの仕事を専門に行うサプライスタッフを雇うことで、スタッフはかなり楽になります。学生アルバイトを知り合いのお子さんにお願いするのはどうでしょう。また、シルバー人材センターに聞いてみるのもよいかもしれません。短い時間なら手伝える人もいるでしょう。うまくマッチングすれば、スタッフの負担を減らし、その人にしかできない仕事に集中してもらえます。

医院・スタッフにはメリットだらけ

サプライスタッフに朝の準備をしてもらえれば、スタッフは前日に

早く帰ることができます。お子さんの送り迎えがあるスタッフは、余裕をもって出勤できます。

　診療中に片づけしてもらえれば、その時間を使って歯科衛生士は業務記録を記入できるので、昼休みを削らなくてもよいですし、診療後すぐに記入すれば書き漏れもなくなります。

　ワッテやガーゼ、薬液なども補充してもらえれば、診療中に空っぽのワッテ缶にイラッとすることもなくなります。手指消毒のポンプを押したら出ないので、思わず舌打ちをしつつ、大声で「これ空だよ！」と声を荒げなくてもよいのです。確実にストレスが減ります。

　消毒コーナーに山と積まれた器具。午後の診療に間に合わないからと、洗うのが雑になったり、薬液消毒の浸漬時間が短くなっていませんか。まとめて洗うので、そもそも薬液槽から溢れ出て、薬液に浸かっていない器具がニョキニョキと出ている、といった風景は多くの医院で見られます。

　そのような雑な消毒・滅菌をしている医院が、診療だけをきちんとやっていることはありません。バックヤードの仕事をきちんと行っているからこそ、患者さんの対応はもちろん、診療もきちんと行えるのです。

チームの一員として迎えましょう

　サプライスタッフを、邪険に扱う医院があります。そのような医院は、必ず歯科助手を邪険に扱います。歯科医師が上で、そのかなり下に歯科衛生士がいて、その下に歯科助手がいる。同じくらいのところに歯科技工士がいるといったように、職業に上下関係を設けています。

　そのような扱いを受けて、プライドをもって働ける人はそういませ

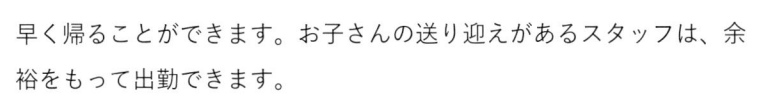

"任せられる仕事は他の人に"という話。

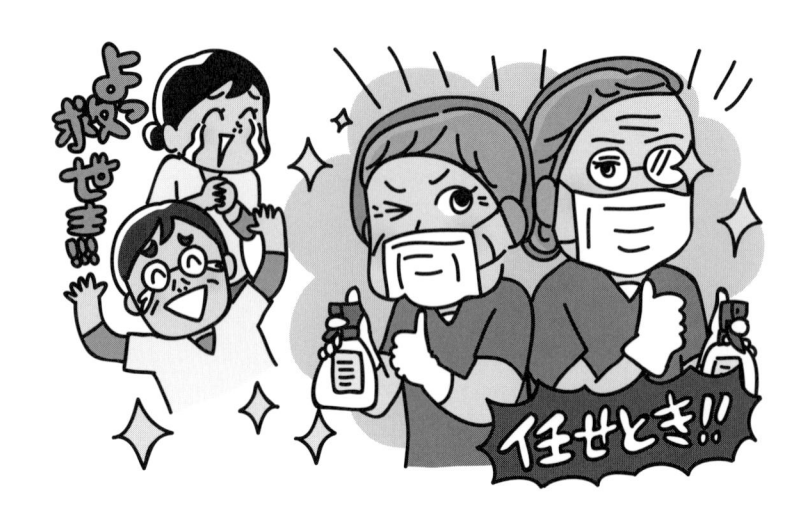

ん。歯科助手は歯科医師の下にいるのではなく、診療のアシストを行う重要な仕事を担います。上とか下ではなく、仕事の種類の違いです。

　サプライスタッフも同じです。その人がいるからこそ、他のスタッフが自分の仕事に集中できるのです。感謝の気持ちをきちんと伝えて、仕事をしやすいように診療スタッフもサポートしましょう。捨てるものはまとめておく、片づけしやすいところに置く、簡単にできることはこちらでやっておく。

　お互いに支え合う気持ちがあるからこそ、診療がスムーズになります。サプライスタッフのモチベーションを下げて、院内の雰囲気がギスギスするようでは、仕事をお願いした意味がありません。

　まずは、院長が見本を見せてください。上下関係の上の人が、しっかりと思いやりを見せたなら、中間職となる人がサプライスタッフを邪険に扱うことはありません。

そもそもシルバー人材センターからいらっしゃる人は、それなりのキャリアを積んでいて、能力もあり、地位もあった方もたくさんおられます。プライドをへし折るような失礼な対応をしていれば、地域の口コミに繋がります。

また、院内の人間関係をよりよくするためのチャンスになるかもしれません。「ありがとうございます」「ご苦労様」「よろしくお願いします」と声かけを忘れずに。

経営的視点からみた適材適所の人員配置

人を一人雇えば、アルバイトでもそれなりに費用がかかります。しかし、スタッフは精神的にも肉体的にもかなり楽になります。そして院長は、「雑用が減ったのだから、その代わり自分たちの仕事のクオリティーをもっと上げようね！」と指示できます。

サプライスタッフを検討してはいかがでしょうか。

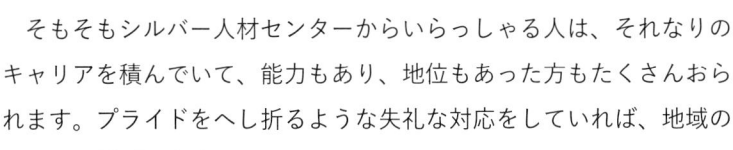

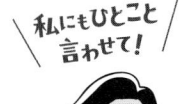
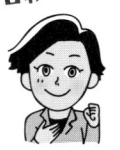

私にもひとこと言わせて！

院長が、仕事のなかで上下関係を作ってしまうと、スタッフからの院長評価がかなり厳しくなります。ヒエラルキーが上ならば、「上らしく振る舞うべきである」ということを当たり前に求めてくるからです。

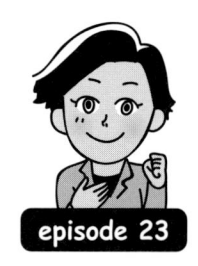

> ## 怒りの根っこに
> あるものを伝えよう

episode 23

という**話。**

次々と襲う"怒りの感情"

　毎日の診療のなかで、「イラッ」とすることがあると思います。

　使おうとした材料がなくなっていて、新しいものを出すように言ったら、スタッフから申し訳なさそうな顔で「すみません。在庫がありませんでした」と言われたとき。消毒室で数人のスタッフが何やらごそごそしていると思ったら、「先生、いま来られた○○さんの技工物が見当たりません」と言われたとき。

　わかります。そりゃ、「イラッ」としないわけがない。何だったら、「イラッ」を通り越して、泣けてきますよね。つい大きな声で、「どうして新しいのを出したら、注文しておかないんだ！」「どうしていまになるまで、誰も気づかなかったんだ！」と叫びたくなるお気持ち、お察しします。

　しかし、感情的になって大きな声を出しても、問題は解決しません。解決しないだけでなく、むしろスタッフからは反感を買って、院内の空気が悪くなってしまうだけです。たとえ、スタッフが全面的に悪くても、です。

アンガーはどうマネジメントする？

　ほとんどの先生は、感情的に怒鳴っても物事は解決しないことを理解されているはずです。仕方がなく、毎日我慢している方が多いのではないでしょうか。「イラッ」をそのまま黙って飲み込んで、努めて冷静に指示だけを行うわけです。

　でも、頭の中は怒りで沸騰中。肝心の仕事も思うようにはできなくて、余計にイライラ。

「こんなことぐらいで怒っていては、器の小さな人間だと思われるかもしれない」「なんで自分が、いちいちこんなことを言わないといけないのか」。そう思って、我慢してやりすごす毎日ではありませんか。

　そのような状態では、そのうち怒りが爆発してしまいます。あるいは、カラダやココロを壊してしまいます。いずれにしても、よろしくありません。

“怒り”の正体を知れば怖くない

　実は「怒り」というのは、“二次感情”と呼ばれています。怒りの下には、別の感情が隠れているのです。まずは、ご自身で「怒り」のシーンを思い出して、怒りの下に隠れていた本来の感情に気づくことが大切です。

　おそらく、スタッフの行動について、「がっかりした」「心配だ」「不安だ」「残念だ」「このままじゃまずい」といった言葉が浮かんでくるのではないでしょうか。

　それが理解できたら、怒りのまま話すのではなく、その下に隠れていたご自身の本来の感情をきちんと伝えるように心がけます。怒りを

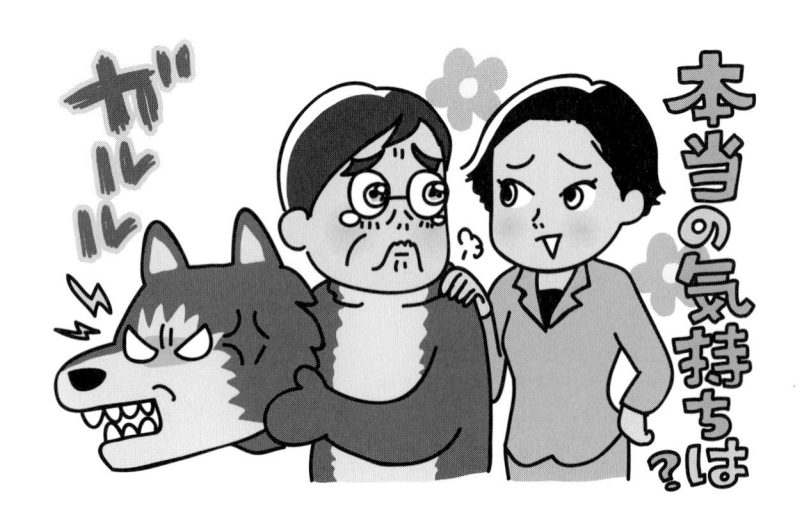

溜め込むのは、誰にとってもよくありません。「イラッ」とする出来事は、できれば繰り返すことがないように、何かしらの対策が必要です。そして、湧いてくる感情も、そのつど整理して伝えておくことが大切なのです。

心から期待する気持ちを伝えたい

　スタッフの行動に対して、心配したりがっかりするのは、どうしてでしょうか。それは「スタッフに期待している」からです。自院のスタッフですから当然です。だからこそ、期待したことができていなかったときに、がっかりするわけですし、先のことを思うと不安にもなるわけです。

　したがって、スタッフには、それについてきちんと話すことが大切

です。そして、そのときに「自分も忙しくて気持ちに余裕がないときは、つい大きな声を出してしまうかもしれない」と先に話しておくと、けっこう効果があります。

どのスタッフにも公平で平等に接するべし

臨床歴の浅いスタッフほど、院長には「平等で安定したジャッジ」を求めています。自分が何かしでかしたときに指摘されるのは当然だと理解してはいますが、「その判定はつねに一定であるべきだ」とも考えています。

同じことをしていて、昨日は何も言われなかったのに、今日は大声で叱られたとなると、途端に混乱します。あるいは、Aさんのときは落ち着いて話していたのに、自分のときは顔を真っ赤にして怒ったというのも混乱を招きます。

「自分のことが嫌いなのかも」と考えたり、「私は悪くないのに、気分次第で怒鳴り散らす困った院長」と考えるようになってしまいます。

「イラッ」としたときに、それをそのままぶつけるのではなく、我慢するのでもなく、自分の感情を深掘りしてどう伝えるか。これができるようになると、仕事のイライラの半分ぐらいは消滅するはずです。お試しください。

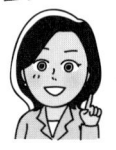

私にもひとこと言わせて！

血管が切れそうになったら、まずは深呼吸です。
相手をののしるような言い方をすると、
間違いなく自分に返ってきます。
もちろんおわかりだと思いますが。

怒りをコントロールしましょう

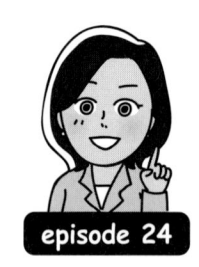

episode 24

という話。

怒りのマネジメント

　腹が立つことがあります。腹を立てるのはいけないことだと考える人もいますが、人として仕方のないことです。

　腹が立つようなことは残念ながらあります。まずは腹を立てる自分を寛容し、怒りをコントロールする方法を身につけましょう。

　怒りはその表し方によって、悪い影響を及ぼすことがあります。相手にドン引きされたり、悲しませたりします。職場ならスタッフのパフォーマンスを下げることにもなります。

　とくに暴発するような怒りの表現は人間関係を破壊します。そういう怒り方をする人は恐ろしいので、誰も近寄らなくなります。リーダーなら周囲の信頼を失います。

　カッとなったら6秒ルールで怒りを静めましょう。ゆっくりと心のなかで6つ数えます。このほかに「大丈夫、大丈夫」と唱えるのも効果があるそうです。本当に大丈夫かどうかは別として、まずは深呼吸。心を落ち着かせてから、怒るのか、注意するのか、聞き流すのかを選択しましょう。

そのものさしの目盛りは正しいか?

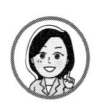

　前項では、「怒りの下にある本来の感情を伝えましょう」とありました。本項は、自分の価値観の問題に目を向けましょう。「そんなこと言うべきではない」「やってはいけない」という自分のものさしで相手をジャッジするので、怒りが湧くのです。自分の価値観と違うので、「なんでそんなこと言うんだ」「なんでそんなことやるんだ」と腹が立つわけです。

　たとえば、診療に使う器具が揃っていないとき、「なんでちゃんと揃えておかないんだ！」と怒りが湧きます。しかし、準備したのが入り立ての新人さんだとしたらどうでしょう。勤め始めたばかりで、慣れない専門用語を覚え、メモをとりながら、それなりに一生懸命頑張っています。完璧ではありませんでしたが、予約表をチェックして自分から準備してくれました。そんな人を怒りますか。

　診療の準備はきちんとするべきというものさしがあっても、この新人さんにはまだ当てはまりません。むしろ「よくここまで覚えてくれたね」と褒めてあげたくなるほどです。

　もう一度立ち止まって考えましょう。その怒り、きちんと状況判断できていますか。独りよがりの一方的なものではありませんか。そんなことされたら誰だって怒るよということですか。6つ数えながら、考えましょう。

いま言わなくてどうするの？

　きちんと怒るべきこともあります。相手が患者さんだとしても、医院の物品を持ち去ろうとした、スタッフにセクハラした、暴言を吐い

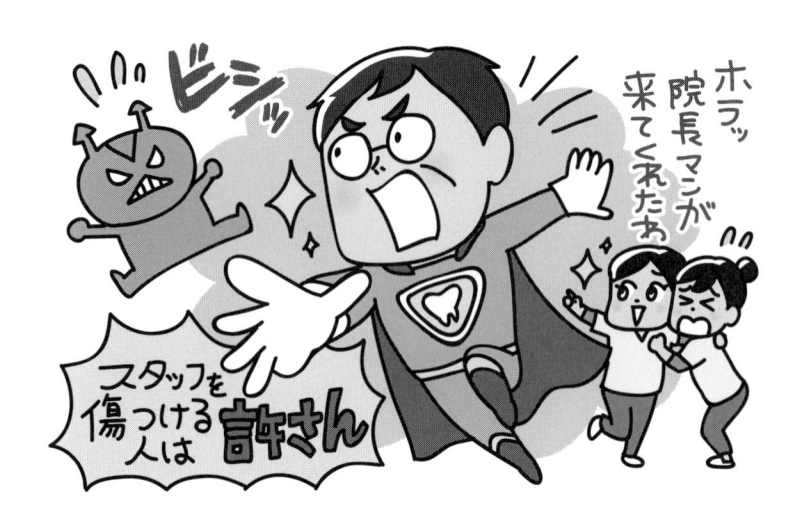

たなど、そんなときは怒ってよいでしょう。院長なら親の立場でスタッフという子どもたちを守ってあげるべきです。ガツンと言ってやってください。

　患者さんに気を遣い、遠回しな言い方をしていては伝わりません。もう二度とそのようなことはやらないでほしい、二度と来ないでほしいとはっきり言ってください。

　スタッフたちは、自分たちを守ってくれないお父さんが嫌いです。あきらかに問題ある人に対し、にょろにょろと言い訳みたいな怒り方をするなんてカッコ悪い。ここはガツンと言いましょう。

　後輩いじめをする先輩に対しても、患者さんにいい加減な診療をする代診の先生にも、失礼な言い方をするスタッフにも、「そういう言い方ややり方はしないでほしい」とはっきり言ってください。「許しません！」ときちんと言ってください。

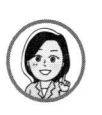

未知との遭遇

　不条理なことを言われて腹が立つことがあります。ときには言い返せないこともある。かなりご高齢の患者さんで、何度言っても変わらないこともある。そういうとき、私は隣の家の人だと思うようにしています。納得できないこともあるけれど、まあ隣の家の人だし、ここは軽くお付き合い。妙なこと言ってくるけれど、悪い人じゃない。わが家に踏み込んでくるわけでもないので、まっいっか、とにこやかに受け流します。

　宇宙人だと思うという方法もあります。スタッフに対しきっちり指示を出したつもりなのに、謎すぎる行動。宇宙人ですから仕方がありません。宇宙人にはたいへん失礼ですが、宇宙人にしてはよくやっているのではないのでしょうか。指示したことの7割はやってくれています。すごい！　と考えるようにする。

　ま、肩の力を抜いて、自分の仕事に集中しましょう。

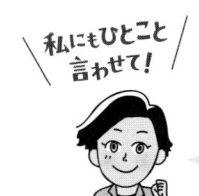

私にもひとこと言わせて！

宇宙人としか思えないスタッフ。
人は足りない、振り回されるのもつらい、我慢してたら他のスタッフから不公平と言われる……。
これはね、もう経営判断になりますね。宇宙人でも必要なとき、ありますから。

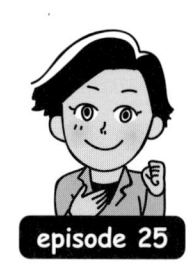

> 頼み方のコツを
> 知っておくと
> 毎日が楽になる

episode 25

という**話。**

頼みごとができない院長

仕事中、スタッフに何か頼みごとをするシーンは多いと思います。診療室内でのことならいざ知らず、新たに負担を強いるとなると、頼みにくさを感じる人は多いのではないでしょうか。

頼みごとをしても、スタッフから「そんなことを言われても無理です」とか「やれというのなら、人を増やしてください」と言われるのが怖くて、ついつい自分でやってしまった……。そんな経験はありませんか。

頼みづらいなら自分でやったほうが……

仕事だけでなく、団体や地域の活動のなかで、誰かにものを頼むという行動は避けて通れません。

実は、「人にものを頼む」のが苦手な人は意外と多いのです。頼んではみたものの、うまく伝わらずに断られてしまったり、受けてはもらえたものの不服そうな表情をされたりすると、「どうして頼んでい

る側がこんな思いをしなければならないのか。それならば自分でやったほうが早い」という気持ちになることもあると思います。

頼まれごとは成長のチャンス

しかし、仕事で何か頼みごとをする理由は、こちら側が「楽をするため」だけではありません。

スタッフの成長のためでもありますし、"チーム医療"推進のためでもあるわけです。頼むのが苦手だと言いながら、自分でいろいろなものを抱え込んでしまうことは、ご自身の疲弊だけでなく、チームメンバーの成長機会の喪失に繋がることを覚えておいてほしいです。「うちのスタッフは気遣いができない」と嘆く先生ほど、スタッフへの頼みごとがきちんとできていません。

「頼みごと」と「理由」はセットで

人にものを頼むときのコツはいくつかありますが、いちばん大切なのは、「理由をセットにして頼む」ことです。

「○○さんのカルテを出しておいて」だけではなく、「紹介状を書くから○○さんのカルテを出しておいて」と理由を付けて頼むとよいです。これは「カチッサー効果」と呼ばれています。人に理由を合わせて頼むと、理由がない場合と比べて、承諾されやすいことがわかっています。そして、些細な頼みごとであれば、どんな理由でもよいという結果も出ているのです。

どのような頼みごとにも、まず「○○なので」と添える癖をつけていきましょう。

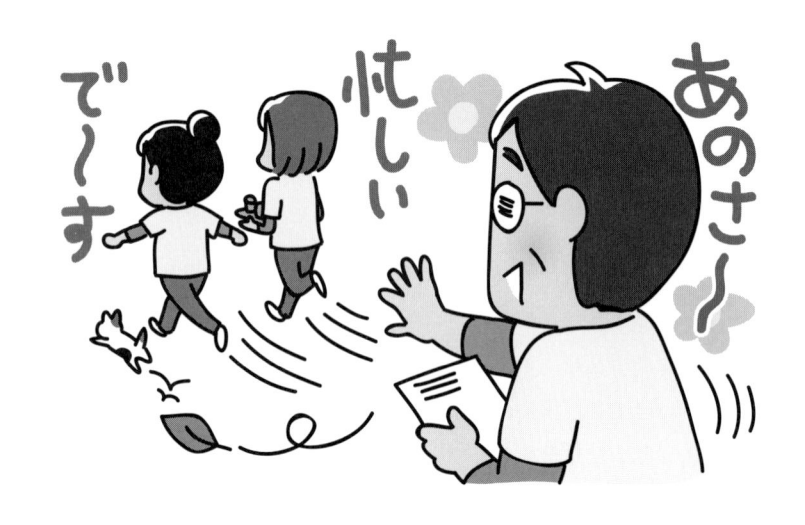

理由を添えなければ駄目なの？

　わざわざ理由を告げなくても、必要に応じてスタッフに、「ラボの○○さんに電話して！」と叫べば電話してもらえるかもしれません。

　しかし、そのときのスタッフの気持ちはどうでしょうか。「はぁ？何のこと？」「いま？　忙しいのに何を言っているの？」。黙って指示に従ったとしても、そのように思われている可能性が大きいでしょう。「○○さんの技工物で確認したいことがあるから」と理由を添えて話すだけで、唐突感は大分薄れますし、反発も招きにくくなります。

何ごとにも締め切りが大事

　理由を添えて頼みごとができるようになったら、次は「締め切りと

アフターフォロー」です。

　頼みごとのなかには、いますぐにお願いしたいこともありますが、そうでもないものもありますね。たとえば、「紹介状を書くから、○○さんのカルテを出して」という頼みごとの締め切りはいつになるでしょうか。

　自分の手がいま空いているから書きたいのであれば、それは"いますぐに出してほしい"ことになります。そうではなく、明日患者さんが取りに来るから今日中に書いておきたいのであれば、カルテを出してもらうのは、今日の昼休みに入る前までで構わないかもしれません。

　締め切りを明確にしておくことで、相手に受け入れてもらいやすくなりますし、無理でも「締め切りの交渉」をしてもらえるようになります。

　アフターフォローは、「ありがとう」「助かったよ」という声掛けのことです。どうぞお忘れなく。

途中のチェックが肝心です

　また、時間がかかる頼みごとの場合は、こちらから経過を確認しましょう。頼んでおいて、あとはほったらかしでは、いちばん信頼を失いますので、お気をつけください。

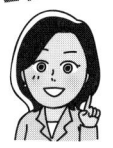

私にもひとこと言わせて！

職場で頼みごとをされるのは、悪い気はしません。
自分のことを信頼してくれている証だからです。
「ありがとう」「助かる」に加え、「頼りにしてます」
と手を合わせたらどうでしょう。

思いやるのは自分から

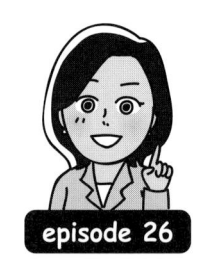

episode 26

という話。

お節介は人間関係の潤滑油

いままでに100軒を超える医院にお邪魔しましたが、院内の人間関係がギクシャクしているのは、院長やスタッフの話し方や動きですぐにわかります。当然患者さんにも伝わります。誰かのために何かをしたいという気持ちがなければ、チーム医療は成立しません。

自分のやるべき最低限の仕事だけでなく、困っている人を助けたい、周囲の人がうまくいくようにできることがあればやってあげたいというちょっとしたお節介が、医院をスムースに回していくのです。お互い様という気持ち、言葉、行動が、よい雰囲気を生みます。もらうことばかりじゃなくて、まずは自分から与えることを始めましょう。

挨拶に始まり挨拶に終わる

いまさらですがとても重要なこと、それは挨拶です。「おはよ」その3文字でいい。まずはそこから。小さな声でも構いません。たいしたことではないのですが、毎日続けることが大切です。

「そんなことで、スタッフの動きがよくなるわけない」「そんなこと ずっと前からやっているけど、誰も返してこないし、無視されて朝か ら気分が悪くなるのが関の山」という先生もおられるかもしれません が、これを省いて人間関係の構築はありません。3文字にどんな効果 があるのかというより、必要最低限の空気のように必要なことだと 思ってください。

「ありがとう」は連発しましょう。言おうと思って一日を過ごしてい ると、スタッフにやってもらっていることが意外に多いと気づくで しょう。

終業後はもちろん、「おつかれ」の4文字です。「疲れたのは君たち より僕のほうだよ」とボヤきたい日もあるでしょう。そんな日はボヤ いてください。しかし、人がいなくて成り立つ仕事ではありません。 今日も一日いてくれたことに感謝。

院長の思いを声に出して

スタッフの動きが悪いと感じるのなら、自ら指示を出すのもよいで しょう。他のスタッフを助ける気持ちがないわけではなく、具体的に どうしたらよいのかわからず、とりあえず自分の仕事だけをやってい る人もいます。

「いま受付がたいへんそうだから、手伝いに行ってあげて」「隣のチェ アーの片づけをやってあげて」「あっちのアシストついてあげて」。自 分の診療だけで手いっぱいなのに、そんな余裕をもつのが難しいこと はよーくわかりますが、思いやる気持ちのあるスタッフならば、自分 が何をすればよいのかに気づいて、指示がなくても動くようになるか もしれません。

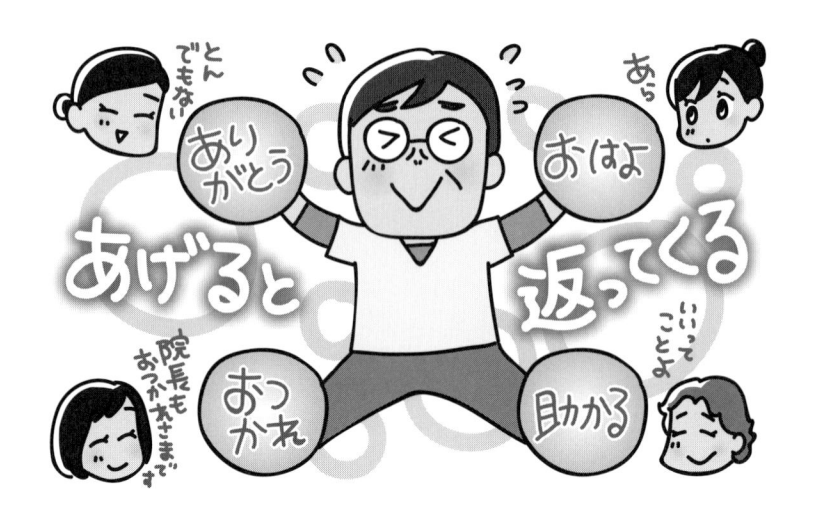

　自分は院長のアシスタントなのだから、診療中は他の人を手伝っては
いけないと考えているのかもしれません。そんなとき、「僕はいま
一人でも診療ができるから、受付に行ってあげなさい」という院長の
思いやりを知ったのなら、「私も院長のために何かをしてあげたい」
と思うでしょう。

人間関係が好転しはじめる瞬間

　お互いに思いやりをもって動き出したらどうでしょう。「それやり
ます」「手伝います」「先生、ここは準備してあるので、あちらのサポ
ートに行ってもよいですか？」。そんな言葉が溢れる医院。片づけは
テキパキと準備もスムース、抜け落ちているものはありません。
　足りないものがあっても「○○を持ってきて」と声をかければ、す

ぐ「私が行きます」という声が返ってきます。それが手術中なら、見やすいように粘膜を広げてくれる、絶妙のタイミングでサクションが入る、ライティングはバッチリ、指示には瞬時に従ってくれる。むしろ指示する前に動いてくれる。よい空気が流れています。

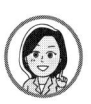

思いやりはもらう側からあげる側に

「おつかれ！」という言葉が思わず口から出てしまう。もちろん、笑顔が湧いてきます。みんなの笑顔が愛おしくて、近くのコンビニでウワサのシュークリームを購入。「これ食べてって」なんて医局に持って行ったら、スタッフはどうなると思います？ 缶ビールを買って、「みんなおつかれ、今日は乾杯しよう！」なんて言ったら、スタッフはどう思うでしょう。

「急にどうしたの？ 気持ち悪い」と思われたってよいのです。シュークリームがあるのとないのとでは大違い。「買ってもお礼を言ってくれないから買わない」とかトップがそんなことでどうします？

　思いやりは、もらったからあげるものではありません。もらったらやってあげる、もらってないからやってあげないなんて、そんなケチなことは言わないで。始めるのはいつだって自分からです。

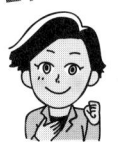

私にもひとこと言わせて！

ありがとうの言葉が大事という話をすると、「スタッフを甘やかすのはよくないのでは」と言う人がいます。そう思うのはスタッフの問題ではなく、ご自身の問題であることを覚えておくとよいですね。

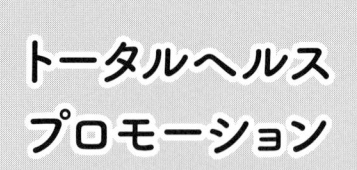

**トータルヘルス
プロモーション**

episode 27

という **話**。

トータルヘルスプロモーションを考える

　突然ですが、"トータルヘルスプロモーション（以下、THP）"を知っていますか。1988年の労働安全衛生法改正時に厚生労働省が策定した、働く人の心身の健康づくりを目指し、企業が取り組む計画です。2020、2021年には指針も改正され、公示されています。

　THPは"健康経営"を推進するための基本と位置付けられています。推進の5つのステップとして、①健康測定、②運動指導、③メンタルヘルスケア、④栄養指導、⑤保健指導が掲げられています。

THPの推進はストレスに効果あり

　私は、歯科医院にとってTHPの推進は2つの側面をもっていると思っています。

　1つは、自院でのTHP推進そのものが、「自院の発展に繋がる」「スタッフのモチベーションの維持・向上に繋がる」ということ。

　私たちの仕事である歯科医療は、"感情労働"とも呼ばれています。

感情労働というのは、仕事のなかに「最初から期待されている一定の感情がある」ことをいいます。つまり、"つねに親切・優しい・丁寧"といったことですね。実は、これがとてもストレスがかかることでもあるのです。

健康観を学ぶ場として機能する

　歯科医院で THP を推進するための、①〜⑤のステップのなかには、すでに実行されているものもあると思います。たとえば、定期的な健康診断などが挙げられますね。

　では、他の項目はいかがでしょうか。何も取り組んでいない歯科医院がほとんどではないでしょうか。

　歯科医院のなかで、これらの項目を推進していくことは、「健康観教育の場を作る」ことでもあります。これが THP 推進の２つめの側面です。みんなで学び、実行していくことで、自分自身が健康になるだけでなく、患者指導の幅も広がるというわけです。

　このことが患者さんや歯科医院に来院する方に対し、「この歯科医院は、問題を解決するだけではなく、未来の健康を具体的に提案してもらえる場所である」と感じてもらえるための素地を作ることにも繋がっていくと考えています。

THPを学べば歯科医院の役割も変化

　これまでの歯科医院は、「生活における困ったことを解決する場所」でした。「噛めない」とか「穴が開いている」とか「腫れている」とか「痛い」といった悩みを解決するための場所でした。

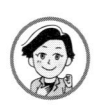

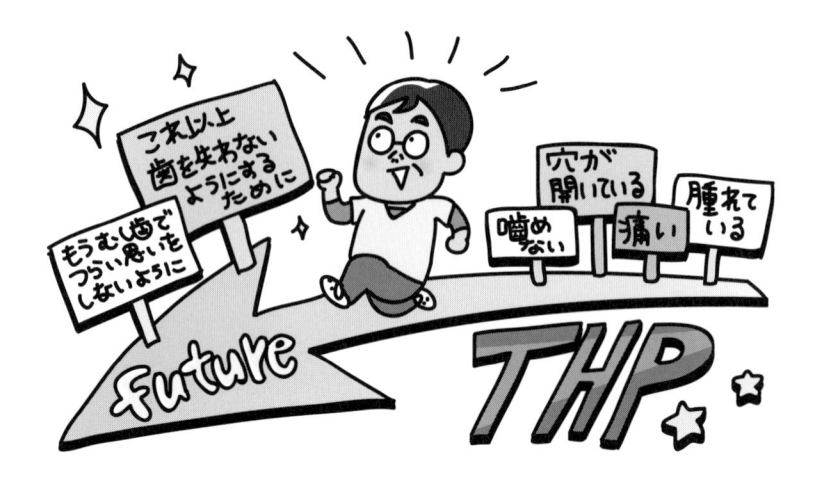

　これからは、「将来の不安を解消できるかもしれない場所」に変わっていくと感じています。

「これ以上、歯を失わないために」とか「もうむし歯でつらい思いをしないように」といった不安を解消し、未来の健康を獲得するために通うのです。これからの歯科医院は、来院する人の健康観を成長させる場所、もちろん問題解決も行う場所でもありますが、それよりもTHPに基づいた未来を具体的に提案できる場所になってほしいと思うのです。

世の中にはすでにTHPが広まっている

　大きな企業では、すでにTHPの考え方に則した健康経営を推進しています。なぜなら、「それができない企業は生き残っていけない」

からです。

　そこで働く人々の健康観は、ますます高まっていくでしょう。その人たちのニーズに応えられないと、その歯科医院が選ばれなくなっていくのも当然の流れだと思うのです。

将来に向けた取り組みに着手

　そのためにも、健康を伝える場である歯科医院で働く人が、まずは心身ともに健康であること、また"健康であろうとすること"が大切だと考えています。繰り返しになりますが、私たちの仕事はもともとかなりストレスの大きな仕事です。医療ですから失敗は許されませんし、感情労働という側面もあります。

　仕事にかかわるスタッフが心身ともに健康であることを目指し、自院でできることを考えて実行していくことは、未来の歯科医院経営に必須な項目ではないかと思います。

　さあ、そのためには何から始めていきますか。未来の歯科医院像を具体化する鍵は、院長ご自身が握っています。

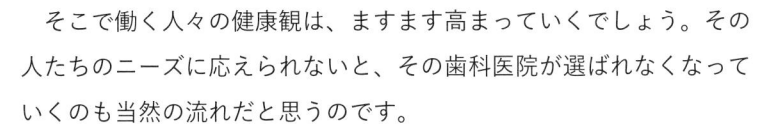
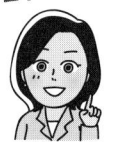

私にもひとこと言わせて！

いつも思うのですが、お昼休みにみんなでお菓子食べて甘い飲み物飲んで、午後イチでシュガーコントロールの話をきちんとできるわけがない。
さっきまでチョコ食べてたその口で指導しちゃいけないと思う。

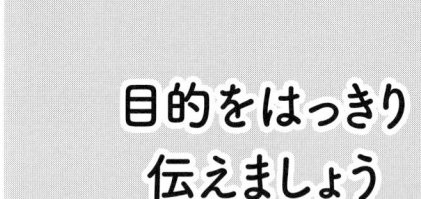

目的をはっきり伝えましょう

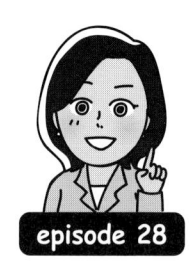

episode 28

という話。

どうしてそんなことをしなくちゃいけないの？

　サポート先のスタッフから相談を受けました。「院長から朝礼で『トイレットペーパーを使いすぎているので、節約してください』と言われたのですが、そんなにトイレットペーパーをたくさん使っていないし、どういう意味だと思いますか？」というものでした。

　そのスタッフは、とりあえずどのくらいトイレットペーパーを使っているのか、正の字を書いて調査することにしたそうですが、そもそも院長がなんでそんなことを言い出したのかがわからず、悶々としながら正の字を書き続けているようです。「そもそもスタッフは10人で、トイレはたった1つだというのに……」とスタッフはぶつくさ言い続けています。

自分から疑問をぶつけないスタッフたち

　私は「院長に直接聞いてみればいいじゃない」と提案しましたが、「でもぉ……」と下を向いて暗い表情です。もし質問をして納得のい

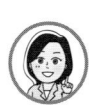

く答えが得られる確証があるのなら質問するでしょうが、そうは思えないのでしょう。また、問題を解決しようという意欲があれば質問するでしょうが、そんな気持ちにならないのかもしれません。

　本当に知りたければ、直接聞けばいいですよね。「それはどういうことでしょう。トイレットペーパーを使いすぎているというのは、いつとの比較でしょうか？　以前は何個で、使いすぎた時期はいつで、何個でしたか？　何個を目標にすればよいのでしょうか？」とはっきり聞けばすむことです。

　スタッフは「そんなの減らしても、いくらの節約になるんだよ」と思っています。「院長がセミナー行くたびに買い込んで、すぐに使わなくなる１つ何十万円もする機械がゴロゴロ転がっているっていうのに、トイレットペーパー節約しろっておかしいだろ」と思っているわけです。

　トイレットペーパーの使用量を減らせたとしても、その何倍ものモチベーションが減っていくように思えます。もちろん院長に、トイレットペーパーを減らして、スタッフのモチベーションも減らしちゃおうという意図があるわけもないですが……。

些細なことで心のすれ違いを防ぐために

　院長はスタッフに対し、トイレットペーパーの節約を指示した意図をきちんと伝える必要があるでしょう。

「最近、薬剤にしてもガーゼやペーパータオルにしても、余計に出して使わずに捨てるのをよく見かけます。ずいぶんと物を無駄にしているように思う。トイレットペーパーのような物も、節約したところでたいした金額にはならないと考えるかもしれませんが、そういう気持

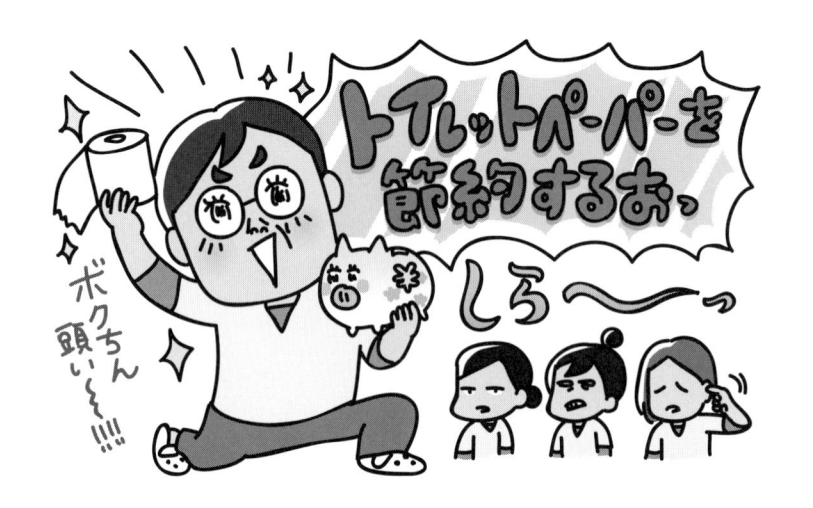

ちが大きな損失を生みます。診療中はもちろんですが、小さなことも
意識して、無駄遣いをなくしましょう」

　そのような説明を加えることで、スタッフの理解は深まります。そ
ういうことなら正の字を書く意味もあるだろうと納得できます。私は
多くの院長から「そんなことまで説明しないといけないのか」と何度
も言われてきましたが、そうです。そこまで説明しないと、モチベー
ションがそれほど高くない人は、納得して積極的に動かないのです。

　納得せずに行動しても、パフォーマンスは上がりません。目的をき
ちんと伝えるのは、とても大切なことです。そして伝えたら、「どう
ですか？」と理解の程度を確認し、「わかりました」と同意を取るこ
とが重要です。

　患者もそうですよね。一方的な説明で終わりにせず、「やってみま
す」という一言を本人に言わせることが大切です。

同意を得れば診療も人間関係も円滑に

　診療中も同様です。スタッフに器具を「これ戻しておいて」と指示したけれど思い直して、戻してきたスタッフに「やっぱりあれ持ってきて」と伝える。治療の流れを変えたので当然なのですが、スタッフは「せっかく用意したのに、戻せって言ったり、出せって言ったり、まったく！」と腹を立てるでしょう。

　一言「治療の順番を変えるから、やっぱり出して」と指示の目的を加えるだけで、相手の受け取り方は変わります。そこに「ごめんね」と添えれば、100点。

「こっちは給料払ってるんだから」というお腹立ちはごもっともですが、うまく人を使うためのテクニックと捉えて、やってみてください。下手に出るわけではなく、媚びへつらうわけでもなく、医院経営をスムースに回すための技術です。

　こんな説明いらずで、いつも機敏に働いてくれて、心優しくモチベーションの高いスタッフだけならよいのですが、そうでもないなら、こちらのテクニックでカバーしましょう。

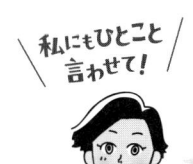

私にもひとこと言わせて！

院長が唐突に何かを指示するときって、コンサルか何かのセミナーに行った翌日だったりするんですね。そして、決断した本人も目的については何も考えていない、というのもまたあるあるです。

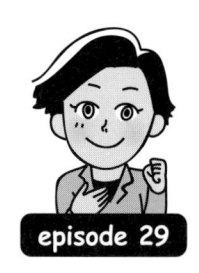

結論の前に「そこに至る過程」を伝えましょう

episode 29

という話。

ようやく辿り着いた院長の決断

歯科医院で新たな取り組みを始めることがあると思います。たとえば、外部から講師を呼ぶこともあるでしょうし、機器を新しくすることもありますね。また、何かしらのシステムの導入もあるでしょう。

院長がその結論（外部講師の招聘、新たな機器やシステムの導入）を決定するまでには、さまざまな思いを巡らせているはずです。現状の分析、将来への展望、患者さんにもっと来てほしいという思いもあるでしょうし、求人対策を考えてのことかもしれません。さらに、予算的な問題もあるでしょう。ありとあらゆることを考えたうえで、悩みに悩んで何かしらの決定を下していると思うのです。

新しい取り組みを始めようと決めたとき、院長の気持ちは固まっていますから、次はその「結果」をスタッフに伝えることになります。

まさかの反応が返ってきた！

「来月から外部講師の〇〇先生に、月に一回来てもらうことになった

からよろしく」

　そんなスタッフのためによかれと思って、この数ヵ月悩みに悩んで出した決定を発表のミーティングの席で即否定されてしまったことはありませんか。

　口では「はい、わかりました」とは言うものの、スタッフ全員がなんともいえない表情で黙り込んでしまい、「あれ？　こんなはずじゃなかったのに」と悩んでしまった経験がある院長もいらっしゃるかもしれませんね。

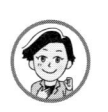

スタッフとのすれ違いをなくすには

「これだけ考えて、悩みに悩んで、よし！　これが現時点でのベストだと思いきった選択なのに、あんなに抵抗されてしまうと、やるせないんだよね」

「彼女たちのためによかれと思って、無理して導入したのに……」

　このような哀しい相談を受けることが、実はけっこうあるのです。そんなときは、必ず次のようにお伝えしています。

「先生、いま私に説明した決定までの過程を、彼女たちにそのままお話しすればよいのですよ」

　そして、必ず言われます。

「え？　そこから話さないといけないの？」

スタッフはいつだって晴天の霹靂

　先生方がその結論に至るまでの悩みや葛藤を、彼女たちは知りません。スタッフからすれば、どんな決定であっても（たとえそれが自分

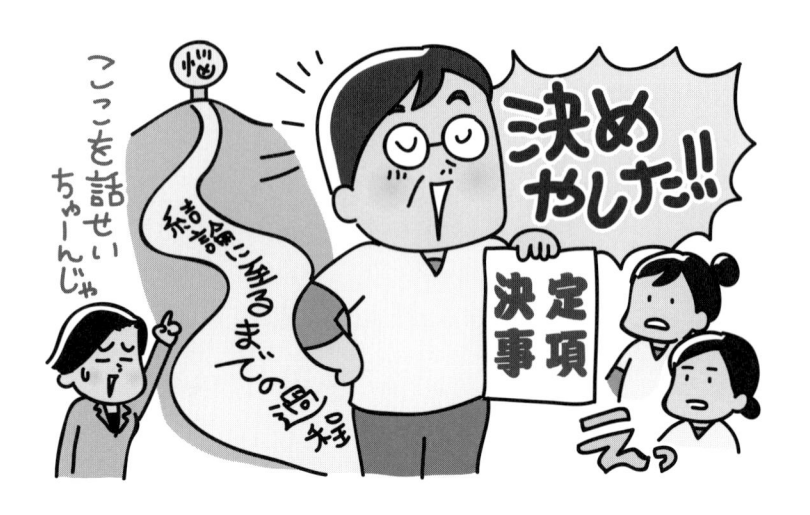

たちのためであると先生に言われても）、"青天の霹靂"なのです。突然降って湧いてきた話でしかないのです。身構えるのは当たり前です。

　そして、「そういえば、最近○○の営業さんがよく来ていた」「なんかやたらと税理士さんと話していると思ったよ」と答え合わせを始めます。

「また思いつきで新しいことをするのね。私たちにはいつも一言も相談がないんだから」と院長がよかれと思って始めようとした取り組みでも、モチベーションを下げてしまうことすらあるのです。

大切なことは言わなければわからない

「何でもかんでもすべてスタッフのお伺いを立てろ」という話ではありません。最終決定は、もちろん院長です。全員が100％賛成するこ

とを目指していては、何も決まらないのもまた事実です。

　しかし、結果しか告げないのであれば、スタッフたちにはなかなか理解してもらえないでしょう。院長が「悩んだ過程」、そしてその「思い」はご自身の口から語られなければなりませんし、都合よく誰も察してはくれません。そんなものです。

「そんなこと言わないでもわかってくれよ」というお気持ちはわかります。わかりますが、言わなきゃわからないのですから、仕方がありません。

頼りがいのある院長になるために

　どんなことでも新しいことを始めるときは、スタッフにもそれなりの負担がかかります。いままでのやり方が変わることに抵抗を覚えたり、新たに覚えることが増えたり、マニュアルも更新しなければならないかもしれません。スタッフに説明する際は、先生方の思いをきちんと伝えたうえで、そのあたりもしっかりと労いましょう。

「最初は少しみんなに負担をかけるかもしれないが、うちの医院が目指す方向へ向かう第一段階と理解して、ついてきてほしい」と言えるリーダーは強いと思います。

　ぜひ、覚えておいてほしいと思います。

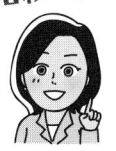

私にもひとこと言わせて！

「そんなことまで言わないといけないんですか！」
というセリフは100万回聞きました。
「そんなことすら言ってない」院長が100万人いる
ということです。

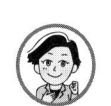

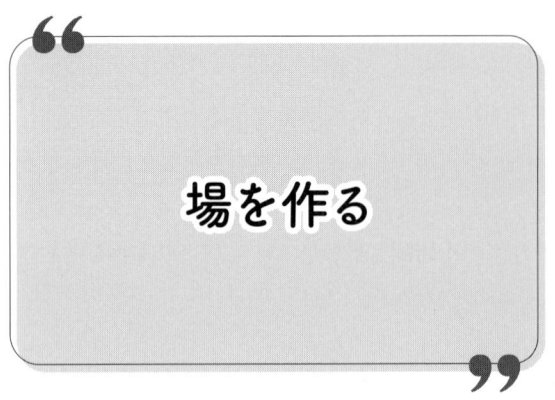
場を作る

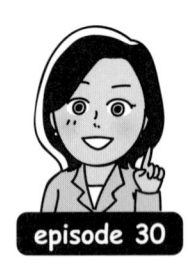
episode 30

という話。

気の緩みがもたらす医院崩壊

院長がぼやいています。「うちのスタッフ、モチベーションが低くてなかなか勉強しないんだよ」「掃除が雑で、しょっちゅう埃が落ちているんだ」「新人が先輩の言うことを聞かないんだけど、どうしたらいいと思う？」などなど。

結論からいうと、その医院はそれが許される場だということです。勉強しなくてもよい場、雑な掃除でもよい場、先輩の言うことを聞かなくてもよい場だから、スタッフはやらないんです。

たとえば、街を歩いているガタイがよくて、龍とドクロの刺繍が入ったジャンパーを着て、強面の人に口答えなんてしないですよね。危ないからです。でも、わがままが許される医院なら口答えができます。多少嫌な顔をされたとしても、ぶっ飛ばされたりはしません。だから、好き放題できるのです。

先輩から「滅菌が終わったら、このキュレットをシャープニングしておいてね」という指示があっても、聞こえないふりして放置しておいても、仕返しされたりしないからやらない。すると、「キュレット

を使う→滅菌する→シャープニングする→滅菌する→片づける」という医院のシステムが崩壊してしまいます。

SRP を始めると、シャープニングがされていなくてイラっとする。他のキュレットを取りに行く時間も無駄ですが、何よりも精神的なダメージが大きい。そんな険悪な雰囲気では、お互いに質問もできないし、指示もできないので、仕事が停滞してしまいます。いろいろ聞いたり、お願いしたいこともたくさんあるけれど、それすらできません。

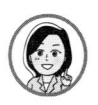
それはいままでのツケが溜まった結果

テキトーに掃除しても大丈夫なんです。だから、テキトーにやるんです。多少文句を言われても、「はぁ」とか返事しとけばよい場なんです。現に、「ハァ〜い」なんて返事だけしておけば、これまで何も起こらなかったじゃないですか。早く帰りたい日は、床掃除をスキップして帰っちゃっても、バレやしなかったじゃないですか。

バレてたかもしれない。朝、なんとなーく院長の機嫌が悪いような気はしたけれど、関係ないし。院長の機嫌が悪い日なんて、いっぱいあるし、気にしなきゃいいです。やらなくたって大丈夫。安全だからやらないんです。安心してやらないんです。

秩序を守るためには時に厳しく

場を変える必要があります。院長が先輩スタッフからの訴えを聞いたら、即言うことを聞かない後輩を院長室に呼んで、「君はなぜ先輩の言うことを聞かないんだ。先輩の言うことを聞きたくない理由があるのなら、ここではっきり聞かせてもらいたい」と詰め寄ります。

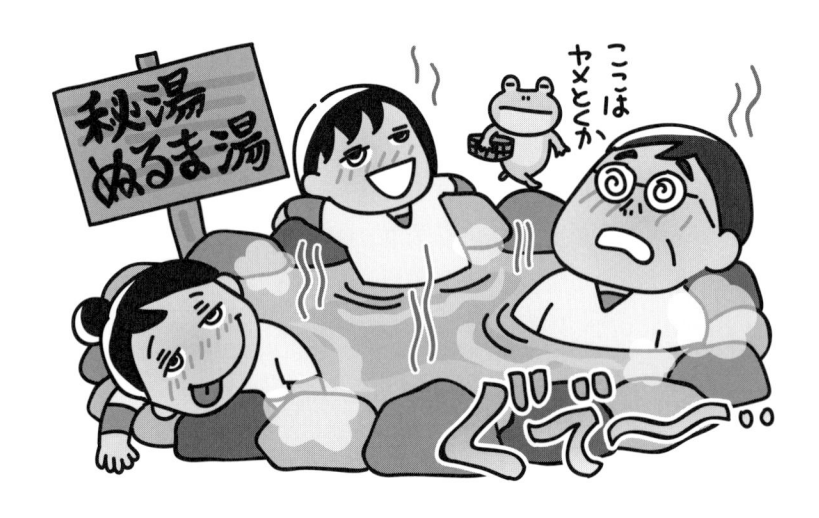

　そして、後輩が、先輩の言い方が悪いなどと指示を聞かない理由を
グダグダと述べたとしても、「言い方がどうあれ、君は上の人の指示
を遂行する立場にある。これは医院のシステムの一つなのでやってく
ださい。やりますか？」と強い態度で聞く。後輩の返事は、「はい」
か「いいえ」。指示に従うか、辞めるかの二択となります。すみやか
です。

ぬるま湯に浸かったゆでガエルになるな！

　もしかして先輩の言い方に、問題があったかもしれません。しかし、
だからといって、指示に従わなくてよいことにはなりません。決まり
は決まりと、キッパリと伝えます。
　もちろん、「なるほど、そういう理由があったのか」と納得がいけ

ば受け入れますが、よほどでないかぎり、先輩に対して「君の言い方も悪かった」などと言ってはいけません。そんなことやっているから、後輩がつけあがるのです。先輩がやる気をなくすのです。

場を変えるためには、院長のキッパリとした態度が肝心です。どちらにもよい顔をして、正義感を出して、なんとかうまく着地しようったって、そううまくはいきません。院長自らがぬるま湯を出て、一度は寒風に立ち向かってください。ぬるま湯に浸かっているのは、働かないスタッフだけではありません。

意見を吸い上げて反映させよう

指示に従うという場ができれば、意見を言う場も作ります。指示をしたら「どうですか？」と聞きます。現場では受け入れられない事情があるかもしれない。それを拾っておかないと、指示を行動に移すことが困難になります。

できるだけ吸い上げた意見をもとに、指示を調整します。意見だけ聞いてあとは何にもしない、なんてことになると、「意見も言わない、指示にも従わない場」ができてしまいますから、ご注意ください。

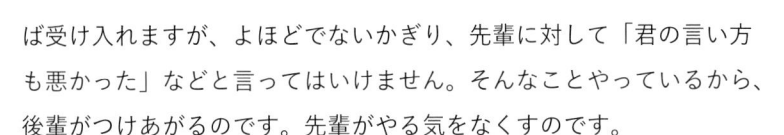

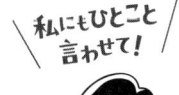
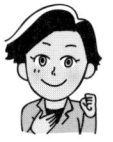

医院の雰囲気は院長が作っています。院長を見ただけで医院の様子はわかるもの。もし、いまの医院が思い描いた姿ではないとしたら、まずご自身が何をすべきか、から考えていくしかないのです。

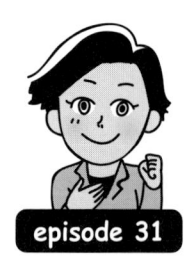

仕事の優先順位を個人任せにしない

episode 31

という話。

ほとんどの院長に共通する悩み

　歯科医院を経営していくなかで、最重要課題といってもいいレベルで、多くの院長を悩ませている問題に"スタッフ間で起こる揉めごと"があります。

　いろいろな院長からお話をうかがうなかで、「うちは開業以来、何の問題も起きていない」とおっしゃる院長は皆無といってよいくらいです（「うちは揉めごととは無縁」と信じている院長がいらっしゃったら、それはそれで幸せだと思いますので、何もいうことはありません）。

揉めごとに気づいたら……

　スタッフ同士の揉めごとには、いろいろな原因があります。なかには、最初からぎくしゃくしていたケースもあるかもしれません。それは経営者側の"採用ミス"ですので、また別の機会にお話ししましょう。

　スタッフ間で何か揉めごとがあったとき、よくあるパターンとしてはスタッフを個別に呼んで、「聴き取り」が行われると思います。

スタッフの人数がある程度多い医院では、院長が個別に直接聴き取りを行うのではなく、チーフスタッフに行わせて、その報告を受けることもあるでしょう。

ほとんどの揉めごとの原因はこれ

　揉めごとの原因としては、「○○さんが●●をしない」という仕事の配分に関する不満がかなり大きなウエイトを占めるのではないでしょうか。

　たとえば、歯科衛生士のＡさんは院内がどれほど忙しくても、自分のことばかりを優先して周囲への気遣いが少ないとか。歯科助手のＢさんは面倒くさい患者さんのアシストにつかないで、すぐにバックヤードに行ってしまうとか。受付のＣさんは電話がかかってくると長いので、どうしても会計の待ち時間が伸びてしまうとか。そういった類のことです。

　聴き取りのときは、できるだけどちらかのスタッフの肩をもたないようにすることが重要です。チーフから報告を聞くときも同様です。

　この「○○さんが●●をしない」というのは、あくまでも一方的なものの見方による報告です。歯科衛生士のＡさんを見たＤさんからの報告だったり、あるいは歯科助手のＢさんの仕事ぶりを見て苦々しく思っているＥさんからの報告であるわけです。ですから、あとでＡさんやＢさんにも直接話を聞く必要があります。

なぜ揉めごとが起きるのか

　実は、これらの揉めごとは、それぞれのスタッフの「仕事における

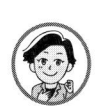

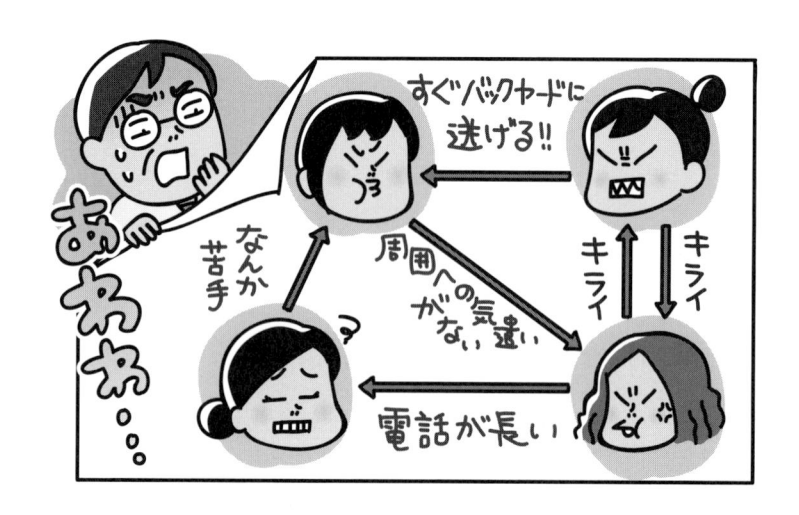

優先順位が異なっているため」に起きることがほとんどです。

　自分のことばかりを優先していると思われている A さんは、「歯科衛生士は患者さんの診療が終わったら、歯科衛生士カルテをすぐに書くのが当たり前（たとえ周りがどんなに忙しくても）」と考えているからかもしれません。

　すぐにバックヤードに行く B さんは、自分がよくわからない処置や苦手な患者さんのアシストについて失敗したり時間をかけてしまうくらいなら、消毒・滅菌作業を行っているほうがよいと考えている可能性があります。

　ですから、本当の理由を聞いてみなければ、彼女たちの考えはわからないのです。

　聞くときの姿勢も重要です。院長がやってしまいがちなミスに、「もともと信頼しているほうのスタッフや長く勤めているほうのスタッフ

の意見を（根拠もなく）信用してしまう」があります。あくまでも、フラットな姿勢で聴こうとしないと、相手は何も話してくれないでしょう。

ケースごとにルールを決めよう

　次に、揉めごとの原因がわかれば、それを解決するにはどうすればよいのかを考えなくてはいけません。個々の仕事観は大事にする必要がありますが、医院としての仕事の優先順位はある程度明確にしておく必要があると考えています。

　たとえば、歯科衛生士カルテはいつ書けばよいか、スタッフ数がいつもよりも少ないときのアシスト業務と消毒・滅菌業務のどちらを優先すべきか、患者さんの予約や会計などの受付業務とかかってきた電話応対との兼ね合いをどうすべきかといった問題について、医院の方針を明確にしておかなければなりません。

　自院の優先順位が明確であれば、スタッフも働きやすいですし、迷いません。何よりもこのようなことでスタッフ同士が揉めることがありません。ご自身の医院ではどうなっていますか。しっかりと確かめておくことが重要だと考えます。

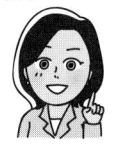

私にもひとこと言わせて！

スタッフが揉めている医院の空気って本当に苦しいです。こんなところに1日いたら、心が折れるよなって思います。そんなところに毎日いる先生、本当にお疲れさまです。

軽い系男性院長

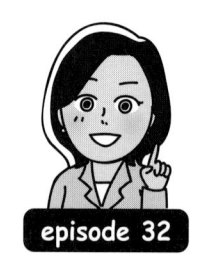

episode 32

" という話。

明るく、ノリよく、かっこよく！

　歯科医院のスタッフは、多くが女性です。院長の女子の扱いがうまいと、たいてい明るい職場になります。学生時代からいっぱい遊んできたであろう、失礼ながら軽い系男性院長は、診療内容は別として女子の扱いがうまいため、職場の雰囲気は明るいです。戯言を言ったり、プチセクハラとも思える発言を交えながら、スタッフと上手にワイワイやります。「もー院長、それセクハラ！」と言われはしますが、スタッフは笑顔です。

　朝は大きな声で「おはよー」と出勤。「あれ？　〇〇さん髪切った？いいじゃん、いいじゃん」と変化に気づき、声かけを怠りません。襟を立てたブランド物のシャツがお似合いです。かっこいいです。院長というのは、スタッフにとってお父さんでありお母さんです。院長がかっこがいい、美人、おしゃれというのは、スタッフにとっても大切なことです。

　だらしがない、老けて見えるだけの白髪に無精髭じゃ、自分の家の玄関がみすぼらしいのと同じなのです。友人たちから、「素敵な家だ

ね」とか、「お父さんめちゃくちゃかっこいいよね」「お母さんいつも素敵ですね」って言われたいじゃないですか。院長はそんな使命も担っているのです。

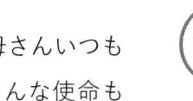

給与体系は高めに設定

軽い系男性院長はスタッフにそれなりの給料を払っていますし、手当もケチりません。そういうのをケチらないことが、自分にどれだけのメリットをもたらすのかを熟知しています。経験済みなのです。

ここを押さえておかないと、スタッフたちから「私たちの給料は低くして、自分だけそんな高いシャツ買いやがって」と関係ないところで恨まれることになるのです。外車を購入しただけで、恨みの対象になります。そんなことでスタッフのモチベーションは下がるのです。

もちろん、車は自分のお金で買っていてもです。軽い系男性院長は、こういうことが仕事にものすごーく支障を来すことを十分に知っています。

女性への気遣いは欠かさず、時に甘え上手

女性の扱いが百戦錬磨なので、スタッフの子どものイベントでも、「休みを取って出てあげな」と院長から提案します。もちろん周りの人たちへの気遣いも忘れません。「あの人だけ優遇されてる」なんて他のスタッフに思われようものなら、たいへんなことになります。よかれと思っての提案が、むしろ人間関係をギクシャクさせることになりかねない。そのあたりの気遣いも欠かしません。さすがです。

そして、自分の苦手を隠しません。むしろ前面に押し出す。「俺、

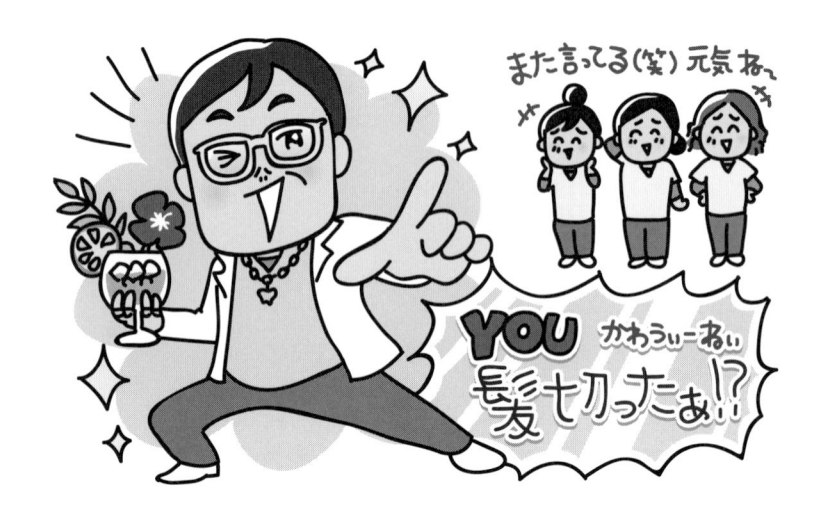

そうゆーのちゃんとやんの苦手じゃん。頼むよぉ」と甘え方もお上手。「もー院長、いつもそうなんだからぁ」と母性強い系女子が、面倒を見てくれます。そういう女子は、面倒な人の面倒を見るのが大好きなのです。

魅力的な福利厚生でハートをつかむ

医院の忘年会やイベントはいつもゴージャス。いまどきのスタッフは、お酒もそんなに飲みませんし、そもそも時間外に無報酬での付き合いなど好みません。しかし、気の合う仲間たちとの宴会で、なかなか敷居の高い有名レストランのフルコース、費用はすべて医院もちなら、楽しみでしかないでしょう。

院長が派手好きというのもあるかもしれませんが、やはり医院がう

まくいっている、その経済力があるからこそです。スタッフの入れ替わりが激しい医院は、求人サイトにかけるお金もバカになりませんし、人手不足でのストレスフルな診療のイライラは、患者さんにも伝わります。人が辞めないというのは、相当な節約になります。

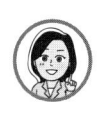

スタッフがごきげんになれば自費率も向上

　笑いの絶えない診療室。メインテナンスを担当している歯科衛生士はずっと同じ人。スタッフは毎日をごきげんに過ごしている。その雰囲気は、自費率にも直結しますよね。患者とスタッフとの信頼関係がありますから、この医院ならよりよい補綴物をと患者のほうが望みます。顔馴染みのスタッフを喜ばせたいという思いも重なり、「もう人生長くないから、ちゃんといいのを入れておこうと思うのよ。最後までよろしくね」なんて言ってくるわけです。多少高いのを入れても、10年、20年と同じ人がメインテナンスしてくれるのなら安心じゃないですか。

　スタッフに毎日ごきげんに過ごしてもらうための努力って、丸ごと自分と患者に返ってくる。そこ、うまくやりましょう。学生時代からあまり遊ばず、真面目に生きてきたであろう失礼ながら重い系院長のお話はまた。

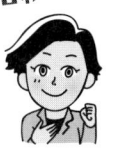

私にもひとこと言わせて！

うまくやっている軽い系院長のことを、重い系院長は批判的に見ていることが多いようです。それ、単なる妬みです。「そんなことない！」と激高する時間があるなら、よいところを真似しましょう。

「それぐらいできて当然」は時代遅れ

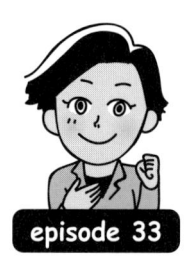

episode 33

という話。

ようやく踏み出せたはじめの一歩

　スタッフが練習を重ねて新しいことができるようになっても、それをまったく評価しない院長がいらっしゃいます。先輩スタッフにもいますよね。

　たとえば、春から新しく入ってきたスタッフのＡさんは、毎日少しずつ練習を重ねて、石膏を注げるようになりました。ほかのスタッフは当然できる仕事です。毎日の仕事のなかのほんの一つであり、もちろんほかにもたくさんの仕事があります。

　「いやあ、すごいね。がんばったね。これで戦力アップだね！」と院長が言うのと言わないのでは、どちらがＡさんのモチベーションを上げるでしょうか。

仕事に厳しい人が陥るワナ

　「そんなこと、できて当たり前でしょう？　なんでそんなことで、いちいち褒めないといけないの？　意味がわからないんだけど？」「マ

イナスからスタート地点に立っただけでしょう？」「うちは甘やかすつもりないんで」

　そのようにおっしゃる院長は、ご自身に対しても厳しい方がほとんどです。自分に厳しく、他人にも厳しいので、当然スタッフにも厳しいわけです。ご自身に厳しいのは、もう性分でしょうから、ここでは触れません。しかし、それをそっくりそのまま周囲のスタッフをジャッジする基準に当てはめてよいのでしょうか。

　もう一度確認しますね。先生、それでスタッフのモチベーションは上がりますか。

価値観を押しつけていませんか

　人には、それぞれ大切にしている"価値観"があります。価値観は人の数だけ存在するといってもよいかもしれません。もし院長に「それぐらいできて当たり前。そんなことくらいで評価されるのは間違っている」という価値観があっても（ご自身がそれで辛くなければ）、それで構いません。

　しかし、「その価値観を当然のものとして周囲に"強要"すると、いろいろと困ったことが起こるかもしれない」と覚えておいてほしいと思います。なぜなら、目の前にいるスタッフは、院長とはまったく違う"価値観"をもっているからです。

　いままでは、それでうまくやってきたと思うかもしれません。それは単純に、似たような価値観の人が集まっていただけか、表面上は何も起こらなかっただけなのです。

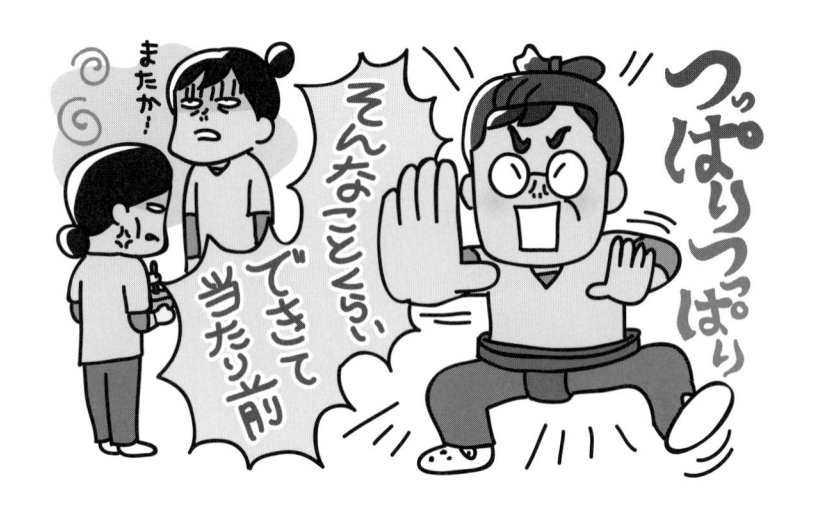

厳しすぎると周りが引いていく

『院長って、ほんとマイナスなことしか言わないよね』『どれほど頑張っても、まったく評価してもらえないんだけど』『あたしたちのことなんて、どうでもいいと思っているでしょ』と思っても、口にするスタッフは少ないです。

「できて当然」の価値観では、知らないうちにスタッフのモチベーションを限りなくゼロに近づけてしまいます。それって、もったいなくないですか。

「うちのスタッフは、言われたことはきちんとやるんだけどね。でももう一つ意欲というか、やる気が感じられないんだよね」とおっしゃる院長がいます。それは、院長が気づかないうちにスタッフのモチベーションを下げてしまっているケースかもしれません。

やる気を高める環境に

モチベーションは、他人が"上げる"ものではなく、自分のなかで高めていくものです。他人が無理やり上げることはできません。

それでも、周囲の環境はとても重要です。

①自分の頑張りをきちんと評価してくれると感じられること

②自分のことをきちんと気にかけてもらえていると感じられること

③スモールステップで評価してもらえると感じられること

④医院を"ここにいてもよい"という居心地のよい空間にすること

①〜④の環境作りが、スタッフのモチベーションを上げるのです。

先輩スタッフにも配慮をお忘れなく

先輩スタッフのなかに厳しめな視点しかもち合わせていない人がいたら、一度ゆっくりお話を聞いてほしいと思います。自分に厳しい人ほど、実は上からの承認に飢えていることが多いからです。院長から評価してもらいたいと思っているかもしれません。

先輩スタッフが心に余裕をもった状態で、新人スタッフを指導できるようにするのも、院長の役目だと思います。

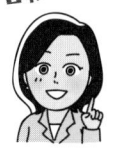

私にもひとこと言わせて！

自分の信念を曲げても、スタッフのモチベーションを上げるべきだと言っているのではありません。モチベーションを上げるのは先生のお仕事だと言っているのです。そのぐらいやって当然です！

「それぐらいできて当然病」の対処法

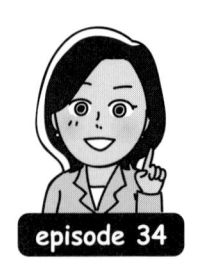

episode 34

という**話。**

昼休みの共通の話題は？

私がサポートを始めてすぐの歯科医院で、スタッフと昼ご飯を食べていたときのこと。1時間ずっとみんなが院長の悪口を言いまくっていました。

しかし、私がみたところ、院長は意地悪そうでもなく、大声を出したり、物を雑に扱ったりもしていません。むしろ、紳士にすら見える。私は「ここのスタッフ怖いなぁ。なんでそこまで言うんだろう」と院長に同情していました。あとでわかったのですが、彼こそが前項で杉元さんが書いていた「それぐらいできて当然病」だったのです……。

「いつだって高望み」では周囲がたいへん

院長と話をすると、「アシスタントはその仕事をするのが当然。新人はできるようになるのが当然。努力や練習するのは当然」と考えていることがわかりました。「歯科衛生士が患者さんから感謝されたり、褒められたりするのは当然」だと思っているので、「説明がすごくわ

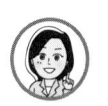

かりやすかった」「よい歯科衛生士さんに出会えてよかった」「いつも丁寧に治療してくださってありがとうございます」なんて言葉をいただいても、スタッフを褒めたりしませんし、話題にも挙げません。

　私にも厳しいことしか言わないので、「私がやった仕事でうまくいったことはないんですか？」と聞いたら、１つも思い浮かばないようで無言でした。勤務初日の朝からスイッチもわからないチェアーで、触ったこともないカメラできれいな口腔内規格写真を撮影できる歯科衛生士ってそうはいないと思うのですが、「プロなんだから当たり前」なのだそう。「あなたが診た患者は、すべてあなたの大ファンになるのが当然で、そうじゃなければおかしい」のだそう。

　患者さんとの相性もあるし、文句ばかり言う患者さんも、事前に説明して気遣いをしても「歯周病検査をされて痛かった」と言う患者さんもいます。そんなに痛くなくてもそう言う患者もいる。そういうものです。

　それなのに、うまくいっていることは１つも挙げず、うまくいかなかったことだけを過剰に非難され続けたら、そりゃ腹も立ちます。

やる気のコントロールも院長の仕事

　院長は「仕事」なんだから、認められるとか認められないとかでモチベーション上下させるなんて信じがたいと考えています。院長はそうかもしれない。でも人は小さなことでモチベーションが上がったり、下がったりするものです。受付で患者さんからの褒め言葉を耳にしたら、「さっきの患者さんが君のこと褒めてたよ」と言ってくれるだけでモチベーションは上がります。「外科の用意、完璧だったね」と言われれば、次も頑張ろうと思うものです。

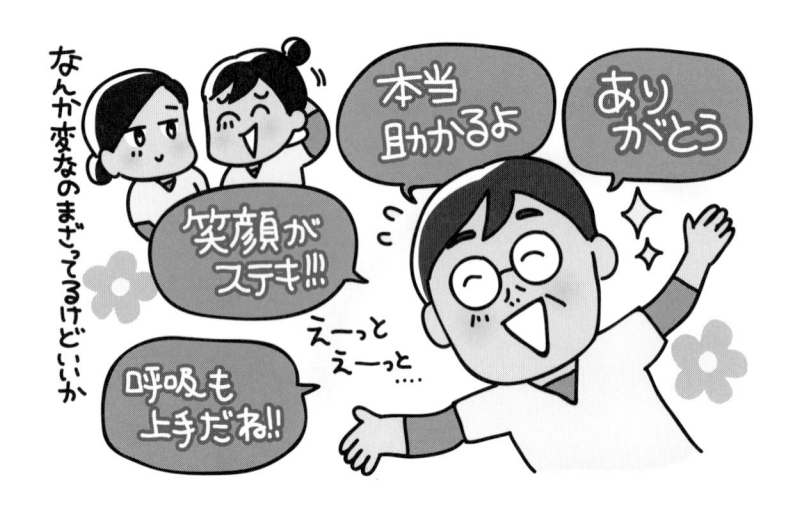

　経営者なら人を動かすのは仕事の1つ。美しい根充はもちろん大切ですが、スタッフのやる気を起こして、医院をうまく回すのも大切な仕事の1つです。だったら、スタッフによかったことを伝えるのも大切な仕事の1つなのです。

どんな些細な仕事でも感謝の言葉がけを

　女子はとくに承認欲求が高いです。承認とは褒めることだけではありません。存在を認め、変化や成果に気づき、言語化して伝えることです。無視されていると感じるのがいちばんつらいのです。
　たとえば、新人スタッフのサクションの位置が以前より邪魔にならなくなったことに気づいたら、「サクションが上手になったね。すごくやりやすかった。ありがとう！」と褒められればうれしくなって、

他の仕事も頑張ろうと思えます。うまく言えなければ、「サクション
の位置が以前より邪魔にならなくなった」とそのまま伝えるだけでも
違います。

「受付の花、新しくしたんだ」「ここの雑誌、整理したんだ」、それだ
けでもよいのです。何かあるはずです。「カレンダー、めくったんだ」、
これなら毎月言えるでしょう。そんなの当然だと思うかもしれません
が、それも1つの仕事で、気づいて行動してくれる自分以外の誰かの
おかげなのです。そして、どのようなことでも気づいてもらえると思
うからこそ、小さなこともきちんとやろうと思えるのです。

まずは見たままを口にしてみる

　もし、「スタッフの褒めるところなんて、全然見つからないよ」と
思うなら、「それぐらいできて当然病」かもしれません。もしそうなら、
小さくても変化に気づいて、言語化して伝えることから始めてみてく
ださい。褒めることが難しいのなら、事実をそのまま伝えます。仕事
なんだから当然だと思っても、やってくれる人がいるのといないので
は大違いです。スタッフのストレスを減らすことは、自分のストレス
を減らすことに繋がります。

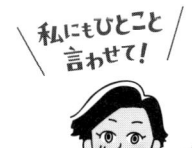

私にもひとこと言わせて！

子どものころ、テストで100点は当たり前、
98点だと叱責されるというように親に評価されて
いた人に多い「うまくできて当然病」。
自分はそれを乗り越えてきたって？
それ10歳のころの自分にも言えますか？

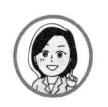

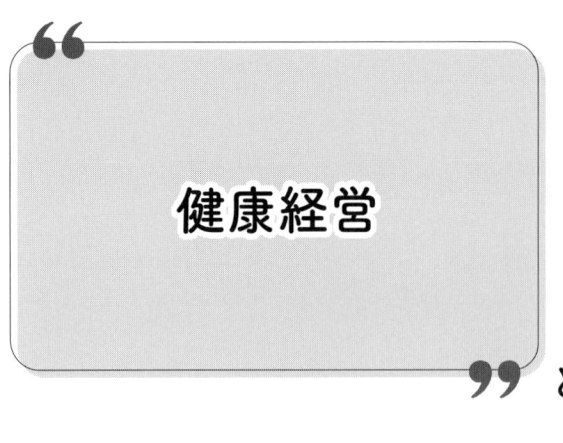

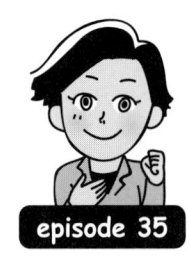

健康経営

episode 35

という話。

注目を集める健康経営

「健康経営」という言葉を知っていますか。従業員の健康管理を経営課題として捉えて実践することで、従業員の健康維持・増進とともに企業の生産性の向上を目指しましょう、という経営の考え方です。

日本では、2006年ころより健康保険組合や大企業を中心にさまざまな取り組みがなされ、2015年からは一定規模の企業に従業員のストレスチェックが義務づけられました。

スタッフの健康維持は経営にもやさしい

このような取り組みを積極的に行っている歯科医院はまだまだ少ないと思いますが、私はこの健康経営の実践は、スモールクリニックほど費用対効果が高いのではないかと考えています。

最近は人材確保にかかる費用が年々増加しています。運よく採用できても教育には時間や手間がかかります。できるだけ少ないコストでスタッフを雇用し、育成・定着を目指すことは、経営を考えるうえで

最重要課題といってもよいでしょう。

　健康経営に取り組んで得られるメリットには、

・生産性の向上
・欠勤・休職・離職率の低下
・企業価値・イメージの向上（求人にも効果的）
・医療費の削減

などが挙げられます。すごくないですか。取り組まない理由がわからないぐらいのメリットですね。

医院にはびこるスイーツ信仰にくさびを

　ところが、スタッフの健康（メンタルも含む）教育にしっかり取り組んでいる歯科医院は、まだまだ少ないと思っています。どこの歯科医院におうかがいしても、長時間の仕事にもかかわらず、スタッフが食べているのは量も栄養も不足しているランチ、スタッフルームにいつもあるお菓子で、仕事の合間に飲むドリンクもジュースだったりするのです。

　私たち医療従事者は、“健康獲得産業従事者”なのに、自分たちの身体や心にあまりにも無関心な人が多い気がします。志半ばで体調を崩して退職を余儀なくされる人が続出しているのに、それを個人の資質の問題として片づけてしまっている歯科医院も多く見かけます。「自己を滅して、他人のために働く」という感覚の強い人が多いからもしれません。

　歯科医院を構成するメンバー一人ひとりが、まず自身の身体を（メンタルも含めて）大事にすることです。そしてその先にこそ、よりよいチームビルディングがあるはずなのです。

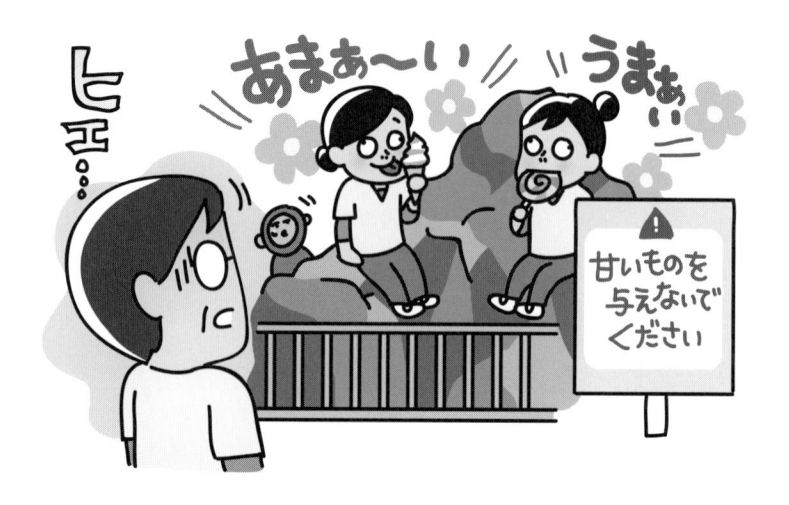

まずは自分が口にするものを知ることから

　健康経営と一言でいっても、実際に何をすればよいのかわからない方も多いと思います。まずは、スタッフみんなで食事に関する学びを深めて、自身の食生活で実践することをお勧めしています。「実践」がキモです。学んだことは患者さんへの食生活指導にももちろん役立ちます。患者さんへの食事指導、間食指導くらいしか取り組んでいない歯科医院が多いのではないでしょうか。食生活指導は、歯科保健指導のなかでも非常に重要な側面を担っているはずなのに、です。

食生活指導が進まない理由

　大切なはずの食生活指導がなかなか進まないのはなぜでしょうか。

答えははっきりしています。食生活に関する学びや実践が不足しているので、患者さんに「話すことがない」からです。

甘いものに囲まれているスタッフルームを見ただけでも、知識と実践が伴っていないことがよくわかります。とくに一人暮らしのスタッフは、聞き取りをすると驚くような食生活であることが多いです。ろくなものを食べていない人が、ストレスフルな仕事場で元気で働き続けられるわけがありません。

待合室への掲示で患者さんに宣言

患者さんからのいただきものが多い場合は、待合室に「当院では健康経営の一環として、スタッフの食生活の改善に努めることになりました。甘いものの差し入れはご遠慮させていただきます」と掲示をしましょう。もちろん、院長からの定期的な甘いものの差し入れも禁止です。安易な「甘いものの差し入れ」は、デメリットのほうがずっと大きいからです。

それを行ったうえで、スタッフのストレスチェックや運動の推奨などを始めるのがお勧めです。

ぜひみなさんの歯科医院でも、「健康経営」をスタートしてほしいと思います。

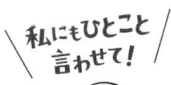
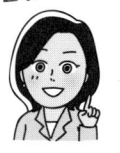

カラダはすべて、食べたものでできています。
その声も、そのため息もすべて、
口にしたものでできています。

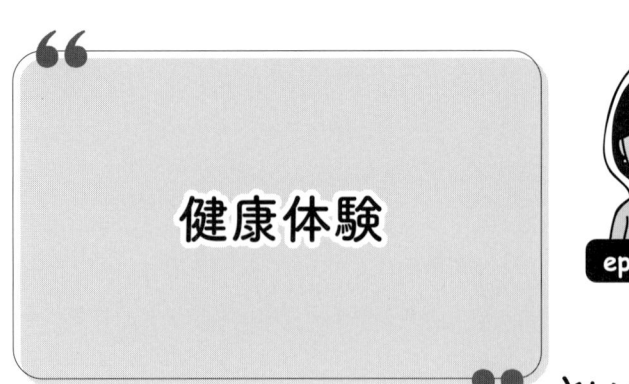 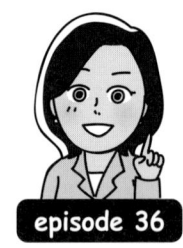

健康体験

episode 36

という **話。**

あなたにはそれを口にする権利はあるのか

　前項では杉元さんによる「健康経営」の話でしたが、今回は健康を「体験」するというお話をしましょう。

　う蝕のリスクを増加させるのは、砂糖の量と頻度です。う蝕はとてもシンプルな病気なので、そこをきちんと指導しなければ予防できません。私たちが伝えるべきは、シュガーコントロールの話なのです。ゼロにしろとは言いませんが、量と回数を減らすように伝えなければいけません。

　甘いものを食べている人は、甘いものが好きな人です。好きなものを減らすのはなかなか難しい。そんな患者の指導者が、甘いものを欠かさない人だったらどうでしょうか。毎日コンビニでチョコレートを購入し、仕事の合間に食べながらの指導。それでは禁煙指導を喫煙者が行うようなものです。

「なかなかタバコはやめられませんよねぇ～」などと一見患者に寄り添っているように見せかけても、「やめなくちゃダメです！」という強い意志からはほど遠い、気のない指導を受けて、「禁煙します！」

と患者が言い出すでしょうか。

甘味依存症になっていませんか?

　スタッフルームにはいつもお菓子の山。なぜなら院長が定期的に買い与えているから。「彼女たちの楽しみを奪いたくないんだ」って、それ小児患者に保護者が「ちゃんとお口を開けていたら、帰りにお菓子を買ってあげる」と言うのに似ていませんか。

「甘いものは楽しみなのだ」という認識を、スタッフに植え付けていませんか。たとえば、私はスタッフの誕生日に院長がケーキを買ってくるのはよいと思います。ただし、それはハレの日限定です。

　世界には「甘味」にあたる言葉をもたない民族はないそうです。そして、「甘味」を不快とする文化も存在しないそうです。また、ほとんどの哺乳類は甘味を好み、その乳に甘味がある。甘味自体は悪いものではありません。食べ方さえコントロールできれば、問題はないでしょう。

　しかし、甘味には依存性があり、摂取することで止まらなくなるのも事実です。摂取しなければ依存は起こらない。だからこそ、頻回な摂取を避ける必要があるわけです。スタッフルームにお菓子の山では、依存をやめられるわけがありません。

砂糖を極力減らしてみたら

　私もたまにいただいたチョコレートを食べることがあります。1つか2つをご馳走様という気持ちを込めていただきます。甘いものは特別好きではないけれど、嫌いではありません。しかし、自分で買うこ

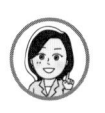

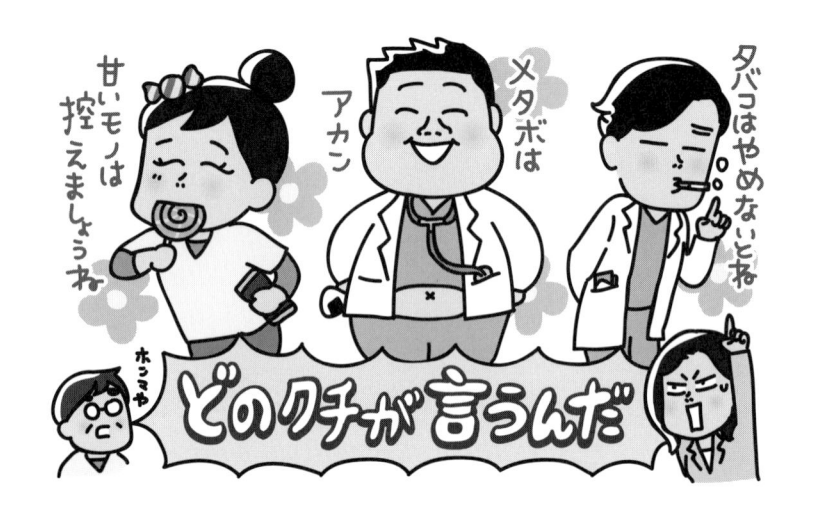

とはありませんし、スーパーのお菓子売り場にはここ何年も行っていません。砂糖はう蝕の原因にもなるし、食べないに越したことはありません。炭水化物は、ご飯やパスタ、じゃがいもやカボチャを食べますから、不足するほどではありません。そもそも太るし、むしろたくさん食べたら後悔します。

　昔は気にせず、スタッフルームに山積みされたお菓子を食べていました。でも、それでは患者にしっかりとシュガーコントロールの話ができないと感じるようになり、砂糖の摂取を減らしました。すると、甘いペットボトル飲料を1本飲むだけで、具合が悪くなるようになりました。

　料理にもほとんど使いません。いまの野菜は甘味が豊富なので、煮物なども味醂を少し足すくらいで味が整います。出汁を使えば砂糖を加える必要はないと知りました。自分で体験したからこそ、患者に自

信をもって伝えられるようになりました。痩せたし。

患者に伝えるために肝心なこと

　指導する人に期待することがあります。ぽっこりとお腹の張り出した医者に、血糖値の話とか、ましてや健康体重の話なんてされたくないですよね。「どの口が言うかね」って感じです。

　同じくタバコの臭いがする人に、禁煙指導なんてしてもらいたくない。口が臭い人から歯周病予防の話をされても、その前に自分を治しなよって思うし、指導を真面目に受ける気にはなりません。

　甘いものをやめられない指導者による指導は、どうしても弱腰になります。シュガーコントロールの重要性を本当に理解しているでしょうか。プラークコントロールの話をする人は、自分が正しいブラッシングをしている人でしょうか。

　自らが健康を体験し、効果を実感しているからこそ、話に説得力が生まれます。健康がいかに大切で心地よいものであるかを力説できるのです。その指導者の長である院長が、スタッフにお菓子をばら撒いているようでは、説得力のある話はできません。

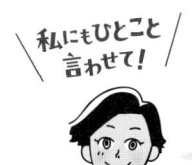

私にもひとこと言わせて！

院長が定期的にスタッフに甘いものを「与えている」職場はまだまだあります。甘いものさえ与えていればご機嫌？　ほんとはスタッフのことを大切だなんて少しも思っていないんじゃないですか？

epilogue
理想の歯科医院をめざして

自分の弱みをさらけ出そう

井上　ここまで読み進めていただき、ありがとうございました。エピローグのテーマは「理想の歯科医院をめざして」なので、読者の先生方が前向きな気持ちになれるようなお話ができればと思います。

杉元　プロローグでは、結局は院長の「人」につきるという話をしました。であれば、どんな院長像を目指せばよいのかをみんな知りたいと思うのです。

井上　一言でまとめてしまうと、「思いやりがある人」だと思います。それは、たとえば結婚相手にも当てはまるかもしれません。すべてにおいて思いやりがある人というのは、患者さん、スタッフ、外注の歯科技工士、出入りのディーラーさんにもきちんと優しくできるし、わかりやすく伝えてあげられたりもします。ですから、本当にそれ一択だと思うのです。思いやりがない院長もそこそこいるじゃないですか。

杉元　そうですね。他人に対してそもそも興味をもてない人もいます。そんな人は、思いやりが大事と言われてもどうすればよいのかがわからないんですよ。周囲の人を思いやるのが苦手だったり、人付き合い

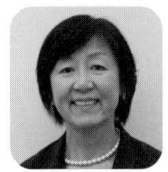
いのうえ・かず／歯科衛生士業務のほか、スタッフ教育やコミュニケーショントレーニング講師として活躍している

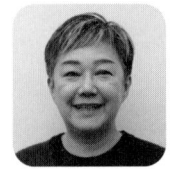
すぎもと・のぶよ／スタッフ教育や院長・スタッフの個別相談に従事。プロレスをこよなく愛する関西人

が不得意だったりする院長は、それをおそらく自覚していると思います。そのような場合はそのことを包み隠さずスタッフに言ってしまったほうがよいです。隠そうとするから、スタッフに「院長が何を考えているのかわかりません」などと言われてしまうのです。

「僕は人の顔色を見て、何を考えているかうかがったり、察することが苦手なので、何かあればみなさんのほうから言ってほしいです」と素直に伝えてみてはいかがでしょうか。最初は抵抗があるかもしれませんが、仕事中ずっといっしょにいるスタッフへの自己開示は重要です。それに、院長の足りないところをスタッフがフォローしてくれるようになります。無理してまで理想の院長像を演じようとするほうがたいへん。あまり無理をすると身体を壊してしまいますから。周囲の助けを借りながら、うまく医院を経営していくためには、自己開示が一つのキーポイントだと思います。

うまくいっている医院とそうでない医院

杉元 人間関係がうまくいっている医院、いっていない医院がありますが、「うちはスタッフとうまくいっています」とよくアピールしている医院は、たいていは、うまくいっていないというのが私の印象です。本当にうまくいっている医院は、それが普通なので自覚していないことがほとんどなんですよね。

井上 「先生のところは、スタッフさんたちとうまくいっていますよね」と言っても、きょとんとして「何のことかわからないですねえ」という反応です。

杉元 「そう言われてみれば、うちのスタッフはみんな15年以上勤めてくれているし、だから新人も何年も採用していない。でも他の医院もそうなんじゃないですか」とうまくいっている医院の院長は思って

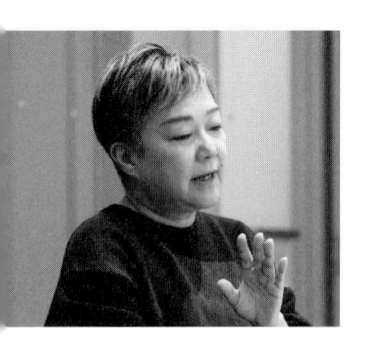

います。

井上　その医院にとっては、それが普通ですからね。

杉元　だから、「当院は人間関係が良好です！」とわざわざアピールしている医院は、だいたい何かあるんですよ。あるいは、「医院の人間関係はこうあるべき」という幻想にとらわれていて、その実現のために「あれが足りない、これもしなければ」といった感じで、つねにもがいている。それって、端から見ていてしんどいですよね。健康で毎日診療できて、読みたい書籍を買えて、勉強したいセミナーに参加できれば、歯科医師としてそれ以上何を望むのかと思うことがありますが、上昇志向の強い院長はつねに求め続けていますよね。

井上　幸せの青い鳥を求め続けていたら、いつまで経っても幸せになれないですね。

スタッフのモチベーションを高めるコツ

杉元　最近の院長を見ているとそのような人が多くありませんか。スタディーグループや同期の先生と、自分を比べてしまうのかもしれません。「年商〇億円を売り上げたらしい」「エアアブレージョンを〇台買ったらしい」「アライナー矯正で年間〇症例を達成したらしい」。でも、それは何も幸せではないんですよ。目指すのはよいですし院長の自由ですが、そのためにいま頑張っているスタッフたちを承認してあげないといけないと思うのです。スタッフも「私たちは目標達成のためにこんなに頑張りました」と認めてもらいたいのに、そういう院長は「次の山はあれだぞ」と、スタッフを承認する前にさらに高い山を

目指してしまうのです。「頑張ったね」とか「よくやったね」とか院長に承認してもらえないと、スタッフのやる気が削がれてしまいますね。

井上 　負けず嫌いな院長は、ずっとチャレンジし続けることがよいことだと思っているので、それこそ売上 3 億円を達成したら次は 4 億円を目指したくなるはずです。いつも疲れていて、ずっと借金を抱え続けて、やがて身体を壊してしまう。

杉元 　院長がそれを目指したいのであればよいと思うのです。しかし、そうではないスタッフもいるから、そのあたりの違いをわかってあげてほしいと思いますね。

井上 　歯科衛生士は女性が多いですが、男性と違って女性は数値目標などを掲げられてもあまりピンとこなかったり、興味が湧かない人が多いです。男性の場合は、患者さんであれば PCR や BOP の数値目標を掲げると治療の励みになったりするのですが……。

杉元 　男性の患者さんに初診との比較を数字で示すと、食いつきがよいですよね。

井上 　そういう数値の比較でモチベーションが上がる患者さんは、女性よりも男性が多いですね。そういう男女の考え方の違いをスタッフに置き換えてみるとわかりますが、今月の保険点数やメインテナンス率などの数値を掲げられても、むしろモチベーションが下がってしまうスタッフはよく見かけます。

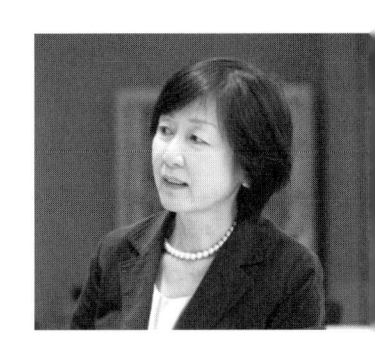

杉元 　院長は情報の共有のつもりで集計した数字を提示しているのかもしれませんが、スタッフにとっては怒られるための数字になってしまっていることがありますね。

　自費率が低かったり、キャンセル率が高かっ

たりすると、院長が奮起を促すわけですよ。「先月はキャンセル率が高かったので、何が原因かを分析して、どうすれば改善するかについてレポート出してください」。みんながどんよりした暗い顔になっているのに気がつかない。

認めてあげることでやる気アップ

杉元 それよりもスタッフが頑張っている姿をもっと認めてあげてください。自分の頑張りを認めてもらいたい女性は多いです。いろいろなスタッフと話をしても、「院長に認めてほしい」とよく言われます。その原因は、とくに職歴が短ければ短いほど自分自身に自信がもてないからです。スタッフが自分で自分のことを認めていないからこそ、他者の評価がとても気になるのです。だからこそ院長には、女性スタッフの気持ちを理解してほしいですし、「あなたはうちの医院に必要なんだよ。ここで働いていていいんだよ」と伝えてほしいと思います。しかし、男性院長にありがちなのですが、そんなスタッフに対して、叱咤激励してしまうのです。

井上 叱咤激励だとたいていうまくいかないですね。悪い結果しか生まない。

杉元 まずは承認から始めてほしいですね。「君がいて助かっているよ。技術はまだまだかもしれないけど、君の担当患者さんがいつも笑顔で帰っていくのを僕も見ているよ。これからも頑張ってね。ついてはもう少しテクニカルスキルも磨こうね。先輩に頼めば、練習時間を作ってもらえるよ」と言えば、「頑張ります」と目の色が変わりますよ。

井上 医療系の女性にとくに多いのが、周囲の人たちに何かをしてあげるのが好きな人です。院長へのサポートも好きです。「自分のおかげでこの人はうまくいっている、喜んでくれている」と思うことで充

実を感じる。院長のサポーターなんです。しかし、その一方で、献身的に尽くすことに対する見返りを欲する。サポートとねぎらいがセットなんですよ。ただ尽くすだけでは嫌なんです。感謝されたい。

杉元　「私ばかりがこんなに一生懸命やっているのに、誰もねぎらってくれないんです」という思考になってしまいがちですね。

井上　大人なのだから、自分の頑張りは自分で認めてあげれば問題ないのですが、それがなかなか難しい。ですから、「本当にありがとうね。あなたのおかげで助かっているよ」という院長からの感謝の言葉が必要なんです。日頃のスタッフのサポートに対して、御礼を伝えるというキャッチボールがワンセットなんですね。

杉元　しかも、これは何の費用もかからないのでぜひやってほしいです。スタッフには「よく頑張ってくれているね」「君たちがメインテナンスをしてくれているおかげで、治療に専念できるよ」と言ってほしい。言うのはタダですもん。

みんなの前で賞賛してはいけない

杉元　日頃の頑張りを認めたり、感謝することは大切ですが、それを忘年会などでまとめて順位をつけて表彰している医院があります。しかし、ランキングはお勧めしません。男性はランキングをつけると上位を目指して頑張ろうと燃えるのですが、女性に対してはやってはいけませんね。どういうことかというと、女性スタッフは「みんな一緒」というのがとても大事なんです。なおかつ「私だけ特別」というのも同じくらい大事。ですから、決してみんなの前で褒めてはいけません。なぜなら、他のスタッフからいろいろ言われるからです。

井上　「院長は、絶対あの子がお気に入りなのよ。だから、たくさん褒めるのよねぇ～」と言われてしまう。せっかく褒めてもそのスタッ

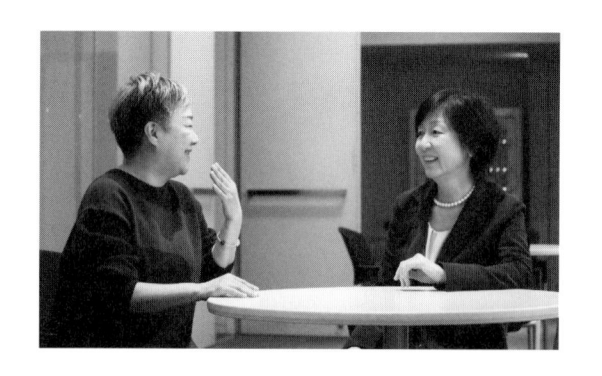

フのためにならないのです。

杉元 賞賛のつもりが逆効果になってしまい、誰のためにもならないのです。女性スタッフがみんなの前で褒められると、「いえいえ、全然そんなことありません」と謙遜する光景を見たことはないでしょうか。それは後でそういう風になることがわかっているからなのです。

　では、どうやって褒めればよいのかというと、他のスタッフに悟られないように、内緒でその人にだけ褒めるのです。洗い物をしているときなどに、「この間のミーティングの発表、すごいよかったよ」って小声で褒める。「先生、ちゃんと見てくれていたんだ」とうれしくなって、モチベーションがすごく高まるはずです。みんなの前で言われてしまうと、「もうやめてくださいよ、先生〜」となってしまいます。院長も「せっかく褒めたのに、やめてくださいってどういうこと!?」となってしまいます。

井上 そうなると、院長から褒められないようにしようと考えるようになる。他のスタッフより抜きん出てしまうと褒められて、妬まれてしまって面倒くさいことになるから、なるべく積極性を示さないようにしようとなってしまう。

杉元　そういうスタッフが増えてしまっては、医院のためにならないですよね。

お願い上手になりましょう

杉元　先ほども話題に出ましたが、スタッフは院長をサポートしたいのです。院長が苦手なことを代わりにやってあげたいと考える人は多いです。ですから、院長が「俺はこれが苦手だから、代わりによろしくね」と頼めば、みんな嬉々としてやってくれます。だけど、頼みづらいからといって本当はお願いすべきことまで院長自身でやろうとする。それはもったいないですよね。

井上　お願いできることはどんどん頼んでしまえばよいと思います。世話焼きが好きなスタッフ自身もうれしいですし、それに対して感謝を伝えられれば、双方が幸せだと思います。

杉元　そのときに「ありがとう」と言えば、それで十分です。それを当たり前な顔をしては受け取っては駄目なのです。それは、当たり前ではないから。

井上　夫婦関係と同じで、声に出して言っておくだけで違いますよね。

杉元　そういうことをわかっておいてもらうだけで、スタッフ教育もずいぶんと違うものになっていくと思います。

井上　男性と女性では、さまざまな価値観が違うことを理解してほしいですね。

杉元　診療中では、患者さんからもきついことを言われたりすると思うのです。だから、スタッフには積極的にねぎらいやフォローする言葉をかけてほしいですね。

井上　院長が一言褒めたり、よいところを見つけられたら、スタッフ教育や院内の人間関係がスムーズにいくようになると思います。

よい歯科医院という評価を得るには

井上 患者目線とスタッフ目線でよい歯科医院は違うと思いますが、スタッフとして勤めるのであれば、何も事件が起こらない平凡な医院がいちばんよいと思います。それほど褒められはしないけど、だからといって怒られることもなく、与えられた仕事を普通にこなしていれば「ありがとう」と言われる。そんなところが、長く勤められるよい歯科医院ではないでしょうか。

杉元 いまの臨床先で仕事をするようになって、本当に驚いたことがあるんです。それは、院長が「ありがとう」って言うことなんですよ。それまでも何軒かの医院に勤務していたのですが、一度も言われたことがありませんでした。それが普通だと思っていたので、初めて「今日もありがとう。明日もよろしくね」と言われたとき、死ぬほど驚きました。「ありがとう」って言える人がいるんだって。ですから、私はその一点だけでその院長はよい人だと思っています。スタッフにきちんと「ありがとう」と言えることは大切ですね。

井上 大事ですね、「ありがとう」は。

杉元 歯科医師は職人の側面があるので、形成のテクニックや根管充塡の仕上がり、インプラントの埋入などの医療技術を追究する姿勢を示すのは、とても理解できます。でも、それだけではないこともわかってほしいです。とくにスタッフにとっては、歯科医師ほどそこに訴求力はないのです。それよりも「ありがとう」と言ってくれる院長のほうが評価が高いですね。

井上 患者さんににっこりと微笑んで「具合はいかがですか」と言っている院長が好きですよね。

杉元 急に雨が降ってきたら、患者さんに「雨が降ってきましたが、

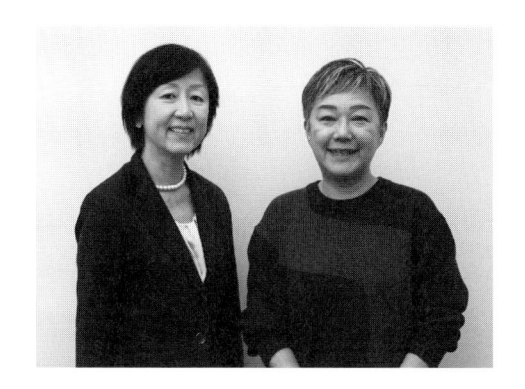

傘持っていますか？」と心配できる院長が好感をもたれますね。

井上 誰に対しても「思いやり」ですね。患者さんのことを思いやれ
ない人がスタッフのことを思いやれるわけがないし、スタッフのこと
を考えられない人が患者さんのことを考えられることもないですね。
周りのみんなに優しくすることが大事です。

おわりに

井上 さて、エピローグもそろそろ終わりです。繰り返しになります
が、スタッフには「ありがとう」と声に出して感謝を伝えることを強
くお勧めしたいです。チャンスを見つけて、なるべくたくさん言って
ください。それがうまくいくコツです。

杉元 コミュニケーションが苦手な院長は、素直にそれを伝えてくだ
さい。苦手なことを自己開示して、スタッフにフォローしてもらうこ
とが医院をうまく回すコツだと思います。

井上・杉元 ここまでお読みいただき、ありがとうございました。ま
た月刊デンタルダイヤモンド誌でお会いしましょう！

著者略歴

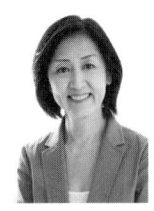

井上 和（いのうえ かず）
フリーランス歯科衛生士

東京都歯科医師会附属歯科衛生士学院卒業
臨床を続けながら、全国の歯科医院にてスタッフトレーニングなども行っている。たまにスクーバダイビング、ほぼ毎日料理
ぶっちゃけ K's seminar 主宰
kazuin101@gmail.com
https://www.facebook.com/kazu.inoue.5

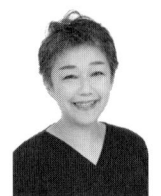

杉元信代（すぎもと のぶよ）
歯科衛生士・心理カウンセラー
株式会社 Himmel（http://www.himmel.co.jp/）

兵庫県立総合衛生学院、佛教大学社会学部卒業
臨床も続けながら全国の歯科医院の院長先生やスタッフへの相談業務に従事。プロレスと阪神タイガースと猫を愛する京都暮らし
https://www.facebook.com/nobuyo.sugimoto

表紙デザイン
金子俊樹

イラストレーション
あらいぴろよ

この道30年 専門家が教える誠のスタッフ教育

発 行 日	2025年4月1日　第1版第1刷
発 行 人	濵野 優
発 行 所	株式会社デンタルダイヤモンド社
	〒113-0033 東京都文京区本郷 2-27-17 ICN ビル 3 階
	TEL 03-6801-5810㈹　FAX 03-6801-5009
	https://www.dental-diamond.co.jp
振替口座	00160-3-10768
印 刷 所	株式会社ブックグラフィカ

©Kazu INOUE, Nobuyo SUGIMOTO, 2025
落丁、乱丁本はお取り替えいたします